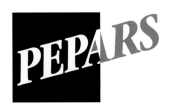

【ペパーズ】
編集企画にあたって…

　近年，スレッドリフトや機器を用いたフェイスリフトがダウンタイムの少ない治療としてもてはやされておりますが，実際には効果や持続の点で切開を伴うフェイスリフト手術には遠く及ばないことはご承知の通りです．また，ダウンタイムの少ないフェイスリフト手術と称して耳前部で単純に皮膚切除を行うだけといった粗悪な手術も存在します．やはり美容"外科医"と名乗るのであれば，しっかりとしたフェイスリフト手術に習熟し，その技術を持って初めて患者の背景や希望を考慮し，ダウンタイムの少ない施術を行うのかそれともフェイスリフト手術なのかを選択するのがベストであると考えます．

　ただ，これらのダウンタイムの少ない治療は，美容医療には興味を持ったが効果に満足が得られず，そのステップアップとしてフェイスリフト手術を受けようという需要を増やしている可能性はあります．

　そこで，読者の先生方にフェイスリフト手術の理解を深めていただきたいと考え，今回の企画をさせていただきました．

　単純にフェイスリフト手術と言っても多種多様な手術法が提唱されておりますが，まず基本となるのは剝離と牽引方法であり，その上でさらなる手術効果を求めて付加手術の工夫がなされております．また Forehead lift も忘れてはいけないフェイスリフト手術の一部です．

　今回，これらの基本手術手技および付加手術につき，フェイスリフトのエキスパートである先生方に step by step で手術の流れを写真を使って解説していただきましたので，読者の先生方にフェイスリフト手術を深く理解する一助となれば幸いです．

　最後になりましたが，術中写真を多く必要とする今回の面倒な企画にご協力いただいた先生方に感謝申し上げます．

2017 年 3 月

倉片　優

KEY WORDS INDEX

和　文

― か　行 ―

下眼瞼切開　30
眼窩上神経　63
顔面神経麻痺　41
顔面若返り　48
咬筋前腔隙　41

― さ　行 ―

脂肪注入　1
手術手技　10
スレッドリフト　21,30
前頭部除皺術　63

― た　行 ―

中顔面　21
低侵襲　48

― な　行 ―

内視鏡下眉毛挙上術　63

― は　行 ―

生え際切開　63

皮膚支持靱帯　41
表在性筋膜　21
フェイスリフト　1,10,21,41,48
併用　21

― ま　行 ―

MACSリフト　48
ミッドフェイスリフト　30

― ら　行 ―

ラテラルスマセクトミー　21

欧　文

― A・C ―

anterior hairline incision　63
combination　21

― E・F ―

endoscopic browlift　63
facelift　1,10,21,41,48
facial palsy　41
facial rejuvenation　48
forehead rhytidectomy　63

― L・M ―

Lateral SMASectomy　21
lipoinjection　1
lower blepharoplasty　30
malar fat pad；MFP　30
midface　21
midfacelift　30
Minimal Access Cranial Suspen-
　sion facelift；MACS　48
minimally invasive　48

― P・R ―

premasseter space　41
retaining ligament(s)　10,41

― S・T ―

SMAS　21
SMAS lift　10
SMASectomy　1
supraorbital nerve　63
surgical technique　10
thread lift　21,30

WRITERS FILE

ライターズファイル（五十音順）

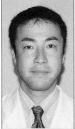

一瀬　晃洋
（いちのせ　あきひろ）

1993年	神戸大学卒業 同大学附属病院耳鼻咽喉科，研修医
2003年	同大学大学院医学研究科形成外科修了 同大学附属病院形成外科，助手
2007年	同，講師
2008年	同大学附属病院美容外科，准教授

倉片　優
（くらかた　まさる）

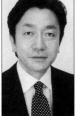

1988年	東海大学卒業 東京警察病院形成外科
1995年	ニュージーランドミドルモアホスピタル, honorary staff
1996年	東京警察病院形成外科
2000年	同，医幹
2004年	医療法人社団大森会，理事長／クリニカ市ヶ谷，院長

広比　利次
（ひろひ　としつぐ）

1989年	山梨医科大学卒業 東京大学形成外科入局
1990年	都立広尾病院整形外科
1992年	東京専売病院形成外科
1993年	会津竹田綜合病院形成外科
1994年	伊藤クリニック
2000年	リッツ美容外科東京院，院長

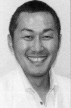

宇田　宏一
（うだ　ひろかず）

1995年	広島大学卒業 同大学整形外科入局
1998年	東京大学形成外科入局
1999年	自治医科大学附属病院形成外科，助手
2004年	湯河原厚生年金病院形成外科，科長
2005年	静岡済生会総合病院形成外科，科長
2007年	自治医科大学形成外科，講師
2014年	同，准教授

鈴木　芳郎
（すずき　よしろう）

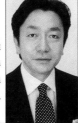

1983年	東京医科大学卒業 同大学形成外科入局
1984年	国立東京第二病院外科研修医，レジデント
1987年	東京医科大学形成外科
1992年	同，助手
1995年	同，講師
1996年	海老名総合病院形成外科，部長
2001年	サフォクリニック，副院長
2006年	新宿美容外科歯科，院長
2010年	ドクタースパ・クリニック，院長

渡辺　頼勝
（わたなべ　よりかつ）

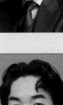

1997年	東京大学医学部健康科学・看護学科卒業
2001年	同大学医学部医学科卒業
2003年	東京大学形成外科入局 静岡県立総合病院，形成外科
2004年	東京大学医学部附属病院形成外科・美容外科
2008年	英国Birmingham小児病院 Craniofacial Unit 留学 仏国Necker小児病院 Craniofacial Unit 留学 中国上海第9人民医院 Craniofacial Unit 留学
2009年	東京警察病院形成外科・美容外科，医員
2013年	東京女子医科大学大学院先端生命医科学再生医工学専攻博士課程修了
2014年	東京警察病院形成・美容外科，医長

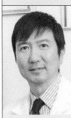

大口　春雄
（おおぐち　はるお）

1984年	岡山大学卒業
1984年	同大学医学部付属病院麻酔科，研修医
1985年	香川労災病院麻酔科，嘱託医
1986年	名古屋大学医学部付属病院形成外科
1987年	東京厚生年金病院整形外科，医員
1988年	名古屋大学医学部付属病院形成外科，医員
1990年	愛知県がんセンター頭頸部外科，医員
1992年	名古屋大学医学部付属病院形成外科，医員
1995年	豊橋市民病院形成外科，部長
2000年	公立陶生病院形成外科，部長
2002年	愛知医科大学，非常勤医師
2004年	ヴェリテクリニック名古屋院，院長
2008年	八事石坂クリニック，院長

野平久仁彦
（のひら　くにひこ）

1978年	北海道大学卒業 同大学形成外科入局
1987年	米国アラバマ大学形成外科留学
1988年	日鋼記念病院形成外科，部長
1991年	蘇春堂形成外科，副院長
2003年	同，院長

CONTENTS

フェイスリフト 手術手技アトラス
編集／クリニカ市ヶ谷院長　倉片　優

Lateral SMASectomy……………………………………………………野平久仁彦ほか　**1**

SMASを鼻唇溝に平行に紡錘形に切除して吊り上げる，顔面神経損傷の危険性の少ないシンプルな方法である．脂肪注入法と組み合わせて効果を高めることができる．

SMAS lift……………………………………………………………………宇田　宏一　**10**

効果的なSMAS liftを行うには，zygomatic ligamentとmasseteric ligamentの理解と適切な処理が重要である．

スレッドリフトを組み合わせたフェイスリフト手術………………………鈴木　芳郎　**20**

SMASの操作だけでは効果の出にくい横広の日本人の顔に対して，lateral SMASectomyにスレッドリフトを併用することで良好な若返り効果をもたらした．この方法は特に中顔面の改善に有効である．

ミッドフェイスリフトに有効なスレッドリフトの併用……………………大口　春雄　**30**

顔面の若返り手術で最も困難な手術の一つであるミッドフェイスリフトのリスクを軽減するために，スレッドリフトを補助的に用いたミッドフェイスリフトを紹介する．

前付 *4*

◆編集顧問／栗原邦弘　中島龍夫
　　　　　　百束比古　光嶋　勲
◆編集主幹／上田晃一　大慈弥裕之

【ペパーズ】
PEPARS No.124/2017.4◆目次

Premasseter space（咬筋前腔隙）の剝離を付加したフェイスリフト……一瀬　晃洋　**41**

　　　Premasseter space（咬筋前腔隙）の剝離を行うことにより，SMAS・platysma の
　　　可動性が増加するためフェイスリフト効果が高くなり，長期間持続する頬部・
　　　フェイスライン・頸部の除皺が可能となる．

ダウンタイムを低減した short-scar フェイスリフト：
MACS リフト………………………………………………渡辺　頼勝　**48**

　　　MACS リフトでは，皮膚切開はこめかみから耳垂までに止まり，SMAS は，2〜
　　　3 本の糸で垂直方向に引き上げ巾着縫合され，深側頭筋膜に固定されるため，挙
　　　上効率がよく，自然なリフト効果が期待される．

Forehead lift ………………………………………………広比　利次　**63**

　　　前頭部，上眼瞼の老化に対しては，手術法を選択する診断能力が重要である．そ
　　　のうえで内視鏡下眉毛挙上術，前頭生え際切開法は非常に合併症が少なく，患者
　　　満足度が高い手術法である．

ライターズファイル…………………………… 前付 3
Key words index …………………………… 前付 2
PEPARS　バックナンバー一覧 …………… 80〜81
PEPARS　次号予告 ……………………… 82

「PEPARS®」とは Perspective Essential Plastic
Aesthetic Reconstructive Surgery の頭文字よ
り構成される造語．

前付 5

PEPARS

ここまできた！
PEPARS の新境地

眼瞼の美容外科 手術手技アトラス

編集／蘇春堂形成外科院長　野平　久仁彦

No. 87　2014年3月増大号　オールカラー136頁　本体価格5,000円＋税

518枚の写真・シェーマが物語る，この説得力—
眼瞼の美容外科の第一線を走るエキスパートが
コマ送りの写真で手術を解説！

埋没式重瞼術：
　皮膚瞼板固定法　鶴切一三／Multiple knot 法　牧野太郎ほか

切開式重瞼術：
　挙筋腱膜前転を加えた皮膚瞼板固定法　野平久仁彦ほか／切開式重瞼術は結果の予測が困難　福田慶三／皮膚切除を伴う切開式重瞼術　倉片　優

上眼瞼形成術：
　重瞼線アプローチ　酒井成身ほか／眉毛下切開と重瞼ラインからのアプローチを併用した上眼瞼の blepharoplasty：術式と適応　与座　聡／眉毛下アプローチ　林　寛子／拡大眉毛下皮膚切除術　一瀬晃洋

眼瞼下垂症手術：
　開瞼抵抗を処理する眼瞼下垂症手術　伴　緑也ほか／挙筋腱膜前転法　野平久仁彦ほか

内眼角形成術：
　Z 形成による控えめな切開　福田慶三／Z 形成　飯田秀夫ほか

下眼瞼形成術：
　私の行っている下眼瞼形成術—眼輪筋オーバーラップ法による tear trough deformity の修正—　小室裕造ほか／経結膜的眼窩脂肪移動術による下眼瞼形成術　百澤　明／経結膜脱脂と脂肪注入の組み合わせによる下眼瞼形成術　水谷和則

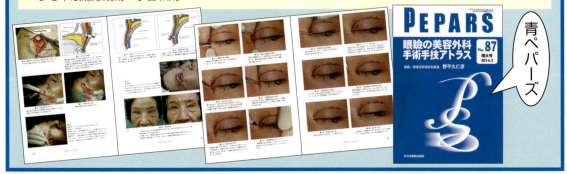

青ペパーズ

（株）全日本病院出版会
〒113-0033　東京都文京区本郷3-16-4
TEL：03-5689-5989　FAX：03-5689-8030
お求めはお近くの書店または弊社ホームページ（http://www.zenniti.com）まで！

◆特集／フェイスリフト 手術手技アトラス

Lateral SMASectomy

野平久仁彦[*1]　矢島和宜[*2]　新冨芳尚[*3]

Key Words：フェイスリフト(facelift)，SMASectomy，脂肪注入(lipoinjection)

手技の要旨・ポイント　Lateral SMASectomy は鼻唇溝に平行に SMAS を紡錘形に切除して吊り上げるもので，顔面神経損傷のリスクが少なくシンプルな方法である．数多くあるフェイスリフトの手術法の中で，米国形成外科医のうち 2 割程度が行っている．近年は脂肪注入法と組み合わせて，さらに若返りの効果を出す工夫が広まっている．

イントロダクション

フェイスリフトには様々な方法が報告されている[1)~4)]が，lateral SMASectomy は Daniel Baker が 1997 年に報告したもの[5)]で，鼻唇溝に平行に SMAS を引き上げる，比較的シンプルな手術法である．耳下腺筋膜上の固定された SMAS に，それより正中側の動く SMAS を鼻唇溝に平行に紡錘形に切除して吊り上げ，固定する．顔面神経側頭枝が走行する部分の SMAS を切開しないため，顔面神経損傷のリスクが少なく，安全に施術することができる．頬骨弓の下部に陥凹がある症例には，SMAS を切除しないで plication して厚みをつけることができるので，状態によって臨機応変に対応するのがよい．

Lateral SMASectomy は鼻唇溝下部からマリオネットラインおよび下顎縁の jowl の軽度な改善がみられる．そのため患者には，深い鼻唇溝をなくすまでの効果はないが，自然な仕上がりで術前よりリフレッシュした印象になるという説明の仕方の方が適切であろう．

近年のフェイスリフトは，老化が組織の下垂と萎縮であるとの認識から，組織の吊り上げと脂肪注入による皮下組織の増量を行う，"lift and fill" コンセプトが一般的になってきた[6)~8)]．特に中顔面で頬骨前面の組織量が不足している例では，骨膜上に脂肪注入を行うと若返り効果を高めることができる．しかし注入は適切な量にして，術後に顔が膨張した印象を与えないようにする．

ここでは lateral SMASectomy と脂肪注入を組み合わせたフェイスリフトについて，手術のステップごとに解説を加える．

[*1] Kunihiko NOHIRA，〒060-0061 札幌市中央区南 1 条西 4 丁目 大手町ビル 2 階 蘇春堂形成外科，院長
[*2] Kazuyoshi YAJIMA，同，副院長
[*3] Yoshihisa SHINTOMI，同，理事長

術前の作図

　切開線は耳輪耳珠溝に沿って下り，耳珠上部に至る．耳珠の縁に沿って耳珠切痕から，前方に向かって水平に 5 mm 程度進んだ後，耳垂前方で垂直に線を引く．

　耳介側頭溝に沿って上に進んだ後，耳介付着部の中間あたりで，耳介後部皮膚に水平に後頭部の毛生え際まで線を引く．その後は毛生え際から被髪部に 3 mm くらい入った部位で毛生え際に沿って 3～4 cm 線を引く．

　もみあげが低い場合は耳介側頭溝の頂点から顔面正中側に向かってこめかみを横断し，毛生え際まで水平線を引く(図 1-①)．もみあげが高い場合は，もみあげが上がりすぎないように，もみあげに沿ってこめかみの毛生え際に線を引く(図 1-②)．こめかみでは瘢痕が目立たないように，毛生え際より少し被髪部に入った部分に線を引く．

　もしくは耳介側頭溝の頂点から側頭部被髪部に垂直方向に線を引いてもよい(図 1-③)．その場合でも最後の縫合時にもみあげを上げすぎないようにする．

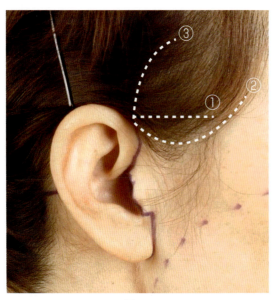

図 1.

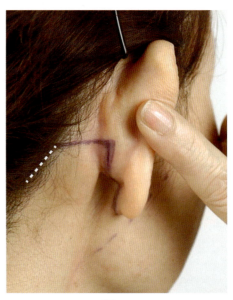

図 2.

麻　酔

　ラクテック®500 m*l* 中に 1% キシロカイン E60m*l*，1% アナペイン®20 m*l*，7% メイロン®20 m*l* を入れた tumescent 溶液を作製し，点滴セットを付けたあと，チューブの先端に注入ハンドピース(Byron Hun-Han)を装着し，その先端に側穴付き直径 2 mm のカニューラを付ける．

　手動式圧注入調節装置(メディクイック®プラス，テルモ社製)にバッグを入れ 40 kPa に加圧し，耳前部の切開線に 15 番メスで皮切を入れてそこからカニューラを挿入し，頬部，頸部の皮下剥離範囲に片側約 100 m*l* 注入する．これらの操作は通常，ミダゾラム静脈注射による静脈麻酔下に行う．

脂肪注入

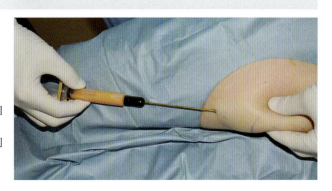

図 3.
フェイスリフトの前に頬前面の陥凹部などに脂肪注入を行う.
10 cc シリンジを用いて右大腿内側から脂肪吸引を行っている.

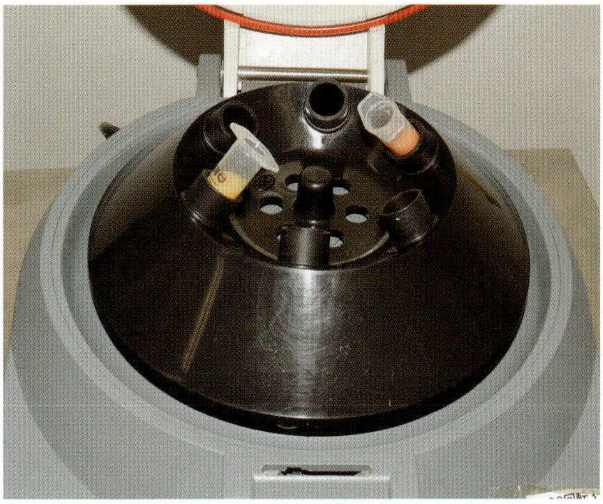

図 4.
遠心機にシリンジをセットする.

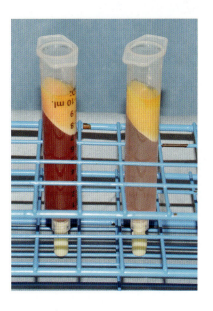

図 5.
3,000 回転で 1~3 分間の遠心を行い,脂肪細胞を分離する.

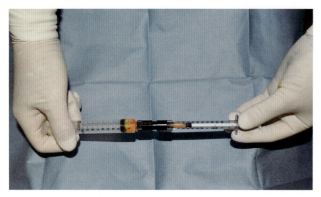

図 6.
アダプターを用いて 1 cc のマイクロシリンジに脂肪を移す．

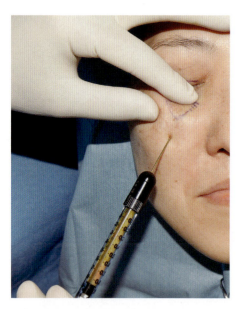

図 7.
18 G 針で頬部皮膚に孔をあけ，シリンジに直径 0.9 mm の鈍針をつけ刺入する．左示指を眼窩下縁に当て，針先がそれより頭側に入らないようにして，頬骨骨膜上に少量ずつ位置を変えながら凹んだ部分に注入する．片側 2 cc 以下の注入に留める．

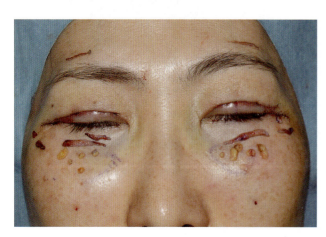

図 8.
上下眼瞼形成術と頬部への脂肪注入が終わったところ

SMAS の処理

図 9.
次に 15 番メスで耳介周囲の切開を行い，10 番メスを用いて皮下剝離を行ったあと，フェイスリフト剪刀を用いて更に 6 cm くらい正中側まで剝離を進める．被髪部は浅筋膜上で毛根が出ない層で剝離し，毛生え際より正中側のこめかみ部分は皮下の浅い層を剝離して，顔面神経前頭枝の損傷を防ぐことが大切である．耳介後部の剝離は頭側は少し厚めの剝離でよいが，耳垂のレベルでは大耳介神経を損傷しないように浅く剝離する．

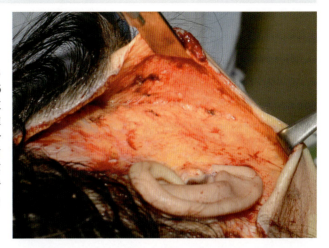

図 10.
頬骨体部外側から耳垂より 2 cm 正中側に向けてピオクタニンで印を付ける．更に頸部に向けて垂直に線を引く．これが SMAS の切開予定線である．

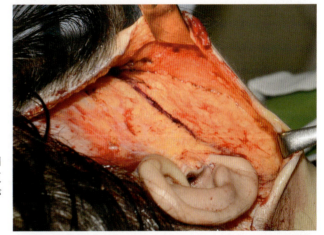

図 11.
10 番メスを用いて SMAS に 3 mm 程度の深さの切開を入れる．

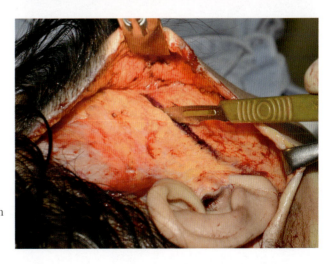

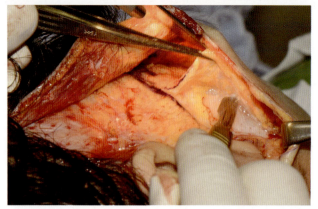

図 12.
10番メスを用いて耳下腺筋膜の直上を剝離する．正中側に向かって剝離していくとやや茶色がかった広頸筋がSMAS弁に付いて上がってくる．この広頸筋の裏面をこそぐように剝離すると，それより深層を走行する顔面神経の損傷を防ぐことができる．ある程度剝離したら，広頸筋直下に剪刀を入れて層に垂直方向に剪刀の刃先を広げると，容易に層が剝離される．

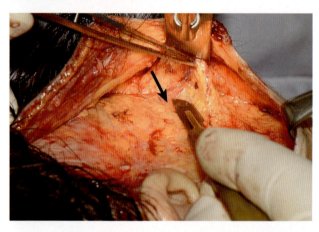

図 13.
SMASの頭側を正中側に向かって剝離すると，大頬骨筋（矢印）がみえてくるのでその直上を剝離して大頬骨筋内側のリガメントをはずしたところで剝離を止める．それより尾側を剝離するとbuccal fat padが出てくるので，もし減量が必要な時は引き出して切除する．深層には顔面神経頬枝が走るので，損傷に注意する．

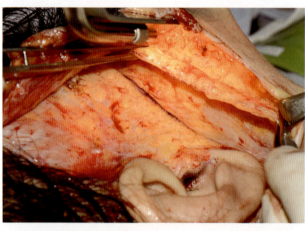

図 14.
SMASの剝離が終わって持ち上げているところ．剝離の層が適切であればほとんど出血はないが，もしあればバイポーラー凝固器などを用いて止血する．

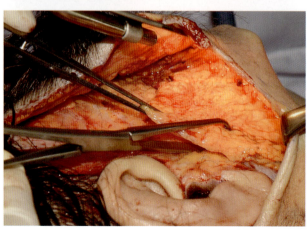

図 15.
SMASを鼻唇溝と直交する斜め上方向に引き上げ，フェイスリフト鉗子を用いて適度な緊張をかけて切除幅を決め，印をつける．

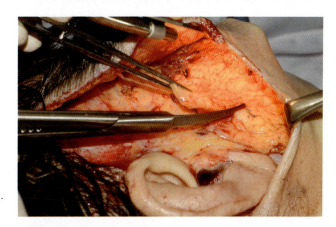

図 16.
印をつけた点まで SMAS を切開する.

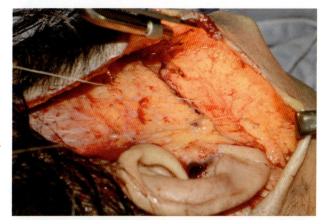

図 17.
SMAS に切開を入れた先端部分を斜め上方に向かって引き上げ,耳前部の動かない SMAS の切開縁に 3-0 バイクリル糸をかける.

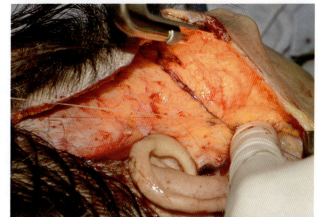

図 18.
次に糸を縫合する.同様にして SMAS を切除して斜め上方へ引き上げて固定するが,上方では正中側に近づくにつれて SMAS を引き上げる方向を耳側に向ける.そのまま頭側に引き上げると,目尻の部分に皮膚のたるみが生ずるからである.尾側では SMAS flap を作製してそれを耳後部に引き上げて固定し,頤頸部角をシャープに出すようにする.

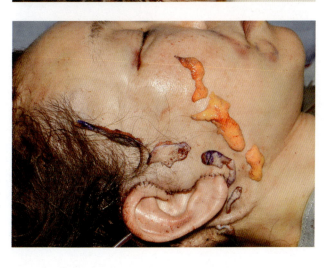

図 19.
皮膚をトリミングして縫合したところ.頬に置いてあるのが切除した SMAS と切除した皮膚.側頭部の創からペンローズドレーンを入れ,耳後部から吸引ドレーンを入れている.

症例

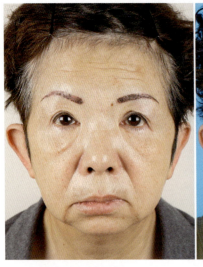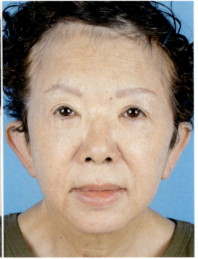

a | b

図 20.
本例で行った術式：SMASectomy（幅3 cm 切除），頤下皮膚切開から頚部脂肪吸引術と，頤シリコンインプラントを挿入した．下眼瞼形成術，中顔面リフト，こめかみリフトを行い，下腹部から採取した脂肪を遠沈してそれを脂肪注入（頬骨前面各2 cc，鼻唇溝各2.3 cc）した．左眉毛上皮膚切除眉毛挙上術と右眉毛下皮膚切除を行い，重瞼幅をそろえた．
 a：65歳，術前
　すでに眼瞼下垂手術を行っている．
 b：術後4年

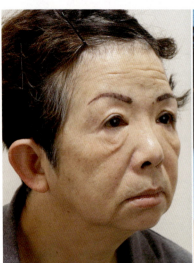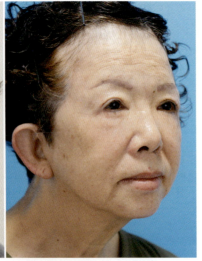

a | b

図 21.
顔面の凹凸を強調するためにトップライトを当てて撮影した．頬部・中顔面の改善が認められる．
 a：術前
 b：術後4年

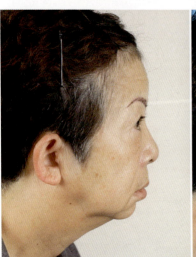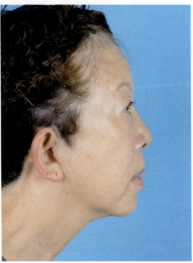

a | b

図 22.
頤インプラントにより，側貌の改善がみられる．
 a：術前
 b：術後4年

まとめ

　Lateral SMASectomy は鼻唇溝，マリオネット
ライン，jowl の改善を目的としたもので，効果の
及ばない前額，上下眼瞼，頚部についてはそれぞ
れにアプローチを行う必要がある．本稿で挙げた
症例は，lateral SMASectomy のあとは下眼瞼形
成術，脂肪注入術，こめかみリフト，眉毛の位置
調整などを間隔をあけながら複数回の手術を行っ
ている．このように症例に応じて多様な手術を組
み合わせることによってはじめて，全体的な改善
度を高めることができる．

参考文献

1) Owsley, J. Q.：Face lift. Plast Reconstr Surg. **100**：514-519, 1997.
　Summary　フェイスリフトの標準的な手術法である SMAS platysma 法について述べている．

2) Hamra, S. T.：Composite rhytidectomy. Plast Reconstr Surg. **90**：1-13, 1992.
　Summary　より深部の剥離を行う composite facelift について述べている．

3) Ramirez, O. M., et al.：The extended subperiosteal face lift：a definitive soft-tissue remodeling for facial rejuvenation. Plast Reconstr Surg. **88**：227-236；discussion 237-238, 1991.
　Summary　内視鏡を用いた骨膜下リフトについて述べている．

4) Tonnard, P., et al.：Minimal access cranial suspension lift：a modified S-lift. Plast Reconstr Surg. **109**：2074-2086, 2002.
　Summary　SMAS を巾着縫合して側頭筋膜に吊り上げる MACS lift について述べている．

5) Baker, D. C.：Lateral SMASectomy. Plast Reconstr Surg. **100**（2）：509-513, 1997.
　Summary　本稿で述べた手術法の原著．

6) Guerrerosantos, J.：Simultaneous rhytidoplasty and lipoinjection：a comprehensive aesthetic surgical strategy. Plast Reconstr Surg. **102**：191-199, 1998.
　Summary　フェイスリフトに脂肪注入を加える，若返り手術の新しい概念を提示した．

7) Coleman, S. R.：Structural fat grafts：the ideal filler?. Clin Plast Surg. **28**：111-119, 2001.
　Summary　脂肪注入法をしっかりとした手術手技として確立した報告．

8) Marten, T. J.：High SMAS facelift：combined single flap lifting of the jawline, cheek, and midface. Clin Plast Surg. **35**：569-603, 2008.
　Summary　フェイスリフトに脂肪注入を加え，完成度の高い手術結果を示した報告．

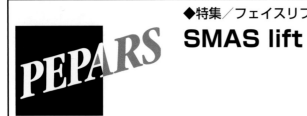

◆特集/フェイスリフト 手術手技アトラス
SMAS lift

宇田　宏一*

Key Words：フェイスリフト(face lift)，SMAS lift，retaining ligament，手術手技(surgical technique)

手技の要旨・ポイント　Surperficial masculoaponeurotic systmem(SMAS)を力源とした face lift は，耳前部で SMAS を切開剝離し，それを後上方に挙上する従来型の SMAS lift と，鼻唇溝に平行で外眼角から耳垂尾側へ至る SMAS の切離と縫縮を行う lateral SMASectomy の 2 つに大別されるが，ここでは，前者の SMAS lift について詳述する．
　SMAS lift は，中〜下顔面および頚部のたるみの改善をその目的とする．それには確実な SMAS の牽引に加え，皮下および SMAS 下の retaining ligament の処理が必須である．また，皮弁は SMAS 弁とは別個に至適方向に牽引する multivector suspension が有用である[1)2)]．そこで本稿では，特にその retaining ligament の処理について，SMAS および皮下の剝離範囲と合わせて手技上の要旨とポイントを述べる．

イントロダクション

＜Retaining ligament の処理＞

　Retaining ligament とは，顔面の軟部組織を支える靱帯様支持組織の総称で，骨膜および深部筋肉に皮膚・皮下組織を固定しており，Stuzin らにより詳細に報告されている(図1)[1)]．その中で臨床的に問題となるのは，1．zygomatic ligament と 2．masseteric ligament との 2 つである．

1．Zygomatic ligament の処理

　頬骨体部骨膜より同部位皮膚・皮下組織を強く固定している強い靱帯様組織である．中顔面のたるみで生じる midcheek groove はこの靱帯のアンカー効果の影響である[3)]．そのため，これの改善には，この zygomatic ligament を皮下レベルで確実に切離し，解除しなければならない．

2．Masseteric ligament の処理

　咬筋前縁より派生して SMAS およびそれを貫いて頬部皮膚にも連続する複数の靱帯様組織で，mandibular ligament とともに頬部がたるむにつれて生じる jowl の主要因となる[4)]．よって jowl の改善のためには，この ligament の皮下での処理は必須で，そのためにまずは咬筋前縁の ligament 付着部を越えて皮下を剝離する必要がある．さらにこの靱帯は SMAS 弁の後上方への牽引方向に拮抗するため，SMAS 下の靱帯成分も切離が必要である．以下，上記をもとに実際の手術の詳細を，図および術中写真とともに記す．

　なお，麻酔は全身麻酔がやりやすいが，術後の早い覚醒を考えてプロポフォールによる静脈麻酔に局所麻酔を併用した方法を用いることが多い．

---

* Hirokazu UDA，〒329-0498　下野市薬師寺 3311-1　自治医科大学形成外科，准教授

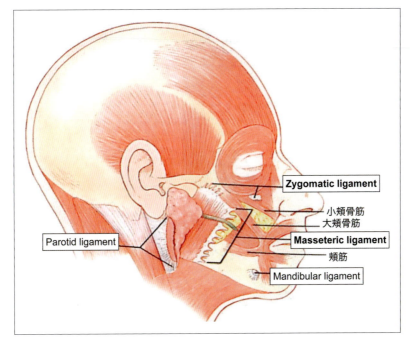

図 1. 顔面の retaining ligament（参考文献 1 より改変引用）
中でも zygomatic ligament と masseteric ligament の 2 つが臨床上，重要である．

図 2.
前面皮切（側頭生え際切開）と皮下剥離エリア
皮切には a）側頭部の毛髪内切開と b）側頭生え際切開の 2 つに分けられる（本図写真は b の側頭生え際切開のデザイン）．a）は切開線が毛髪内に隠れて目立たない利点はあるが，余剰皮膚の多い症例ではもみあげの後退が強くなる．b）は余剰皮膚が多くもみあげも後退してる比較的高齢，あるいは再手術症例が適している．皮下剥離は，zygomatic ligament（黄点），masseteric ligament（緑点），下顎下縁を越えて広く行う（実線）．耳前部は直線とならないように 2 か所に三角弁（白矢頭）を入れる．

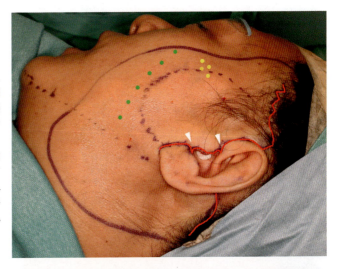

図 3.
耳後部皮切
耳後部の切開線は，耳介側頭溝よりも 2～3 mm 耳介側に寄せると（外耳側：白矢頭）最後の皮膚縫合がしやすく，瘢痕もきれいである．頭側は外耳を前方に牽引した時にできる隆起線（外耳筋に一致：黄色点）を目安とする．

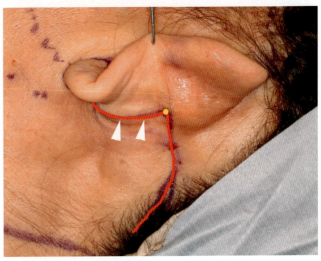

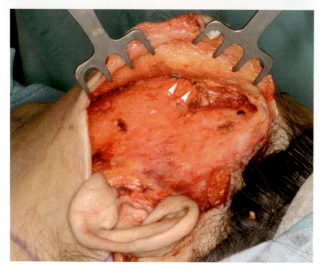

図 4.
頬部皮下剝離
SMAS 上で zygomatic ligament を切離するまで(白矢頭:クリップでマーキング)剝離する.

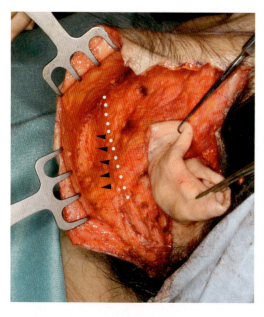

図 5.
頚部皮下剝離
下顎下縁(白点)の尾側の広頚筋上には比較的厚い皮下脂肪(黒矢頭)が存在することが多い.ここを中心に 2 mm 径程度のカニューレで tumescent 処理後に脂肪吸引を行う.

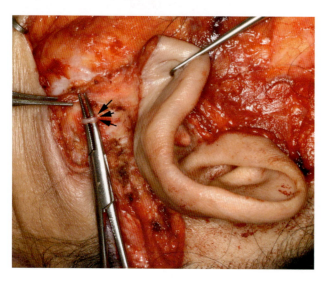

図 6.
耳後部の皮下剝離
耳垂裏面の皮膚剝離の際は,耳介の知覚神経である大耳介神経(黒矢印)を損傷しないように注意する.

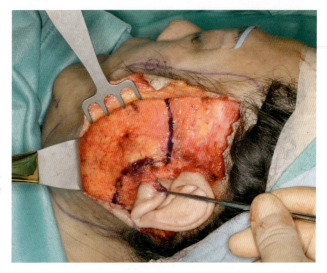

図 7.
SMAS の切開
通常 SMAS は頬骨弓(点線)の直下で耳下腺筋膜上で挙上すると安全である．また前方は耳前部より 10 mm 弱前方で挙上すると，SMAS 縫縮の際に耳珠などが引っ張られる変形を予防できる．尾側は頚部まで牽引効果を出すため，後方に回り込むように切開挙上する．

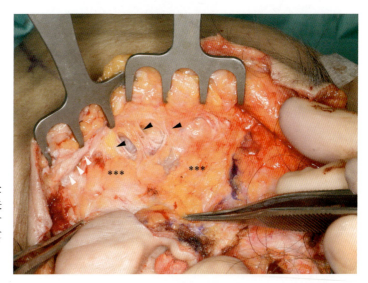

図 8.
SMAS 裏面の剝離
挙上した SMAS の裏面を剝離し，耳下腺前縁を越えて咬筋前縁あたりの masseteric ligament(黒矢頭)を切離して SMAS 牽引に対する拮抗力を解除する(＊＊＊：耳下腺，白矢頭：広頚筋裏面).

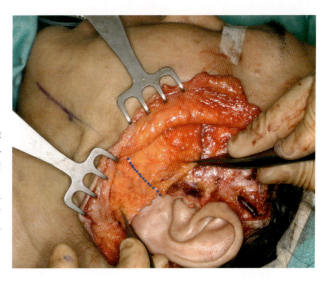

図 9.
SMAS 弁の牽引
SMAS lift の場合は通常，下顎下縁に平行に牽引する．Masseteric ligament を剝離することで，顔面下内側の jowl まで牽引効果が及ぶ．この際下顎下縁のラインで SMAS 弁を分割し(青点線)，下方は耳介後面の乳様突起部に牽引固定することで下顎のラインがシャープになる．

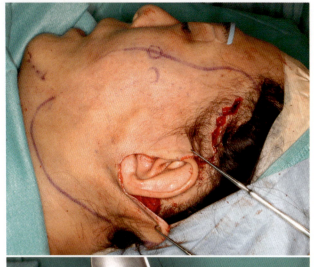
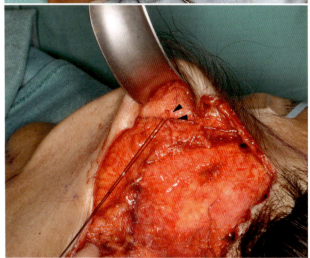

図 10.
皮弁のリドレーピング
SMAS 弁固定後に皮弁を戻す．頸部を中心に図のような皮膚の余剰が生じる(a)．剝離の際にマーキングした zygomatic ligament を SMAS に固定してアンカーに利用する(b)．その他頬部から耳介後面まで，4～5 か所皮弁真皮と SMAS にアンカー固定を行い，皮膚縫合部のテンションをゼロとする．この際皮膚に極端な陥凹が生じないように気を付ける．

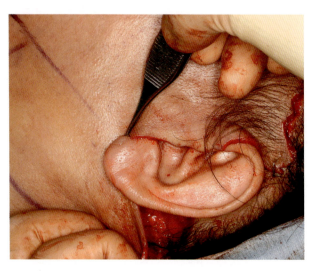

図 11.
皮弁のトリミングと縫合
トリミングは，下顎下縁のラインで皮膚に割入れして，まず耳垂基部のポイントを決定するが，実際の基部より 5 mm 程度皮膚を余らせて，耳垂をたくし込むように縫合する．それにより，術後の後戻りによる耳垂の尾側への変形を予防する．ついで余剰皮膚の多い順に，耳介後面，耳前部，最後に頭側のトリミングを行う．耳珠では皮弁を薄層化して trap door 変形を予防する．ドレーンは通常ペンローズを耳後部より下顎下縁に向けて 1 本，側頭部より頬部に向けて 1 本留置するようにしている．

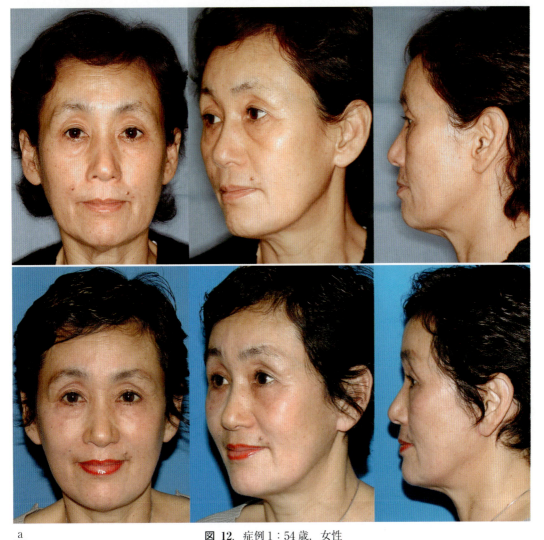

$\frac{a}{b}$

図 12. 症例 1：54 歳，女性
a：術前．下顎角は鈍で，卵形の輪郭．皮膚は薄く軽く頬骨の突出も軽度
b：術後 5 か月．Jowl および midcheek groove の改善も良好で，頸部のたるみも引き締まって下顎下縁の輪郭がシャープになった．高い改善感が得られている（その他下眼瞼除皺術も施行している）．

まとめ

SMAS を利用した face lift は Skoog[5]により始まり，その後顔面神経麻痺などの合併症のリスクを減じつつもリフト効果が増大するように術式が徐々に変化していった．SMAS 上および SMAS 下の剝離範囲は拡大されて，zygomatic ligament や masseteric ligament などの顔面の retaining ligament の処理も同時に行われるようになった[6,7]．このような剝離範囲の拡大は，nasolabial fold の改善までをも視野に入れた Stuzin らの ex-tended SMAS lift へと行き着いたと言える[8]．しかしその一方で，広範な SMAS の剝離や retaining ligament の処理による効果は一時的で長続きせず，それらを省略した SMAS plication と比べて，中期的には術後結果に差が生じないという対立した意見もあった．

そういった中，Baker によって lateral SMASectomy のコンセプトが報告されると[9]，その効果，安全性，および簡便性から，SMAS を利用した face lift は，現在では lateral SMASectomy が主流となってきたという印象がある．さらに最近

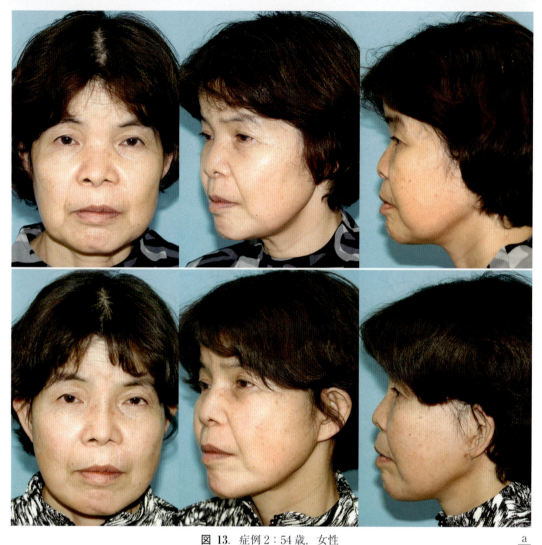

図 13. 症例 2：54 歳，女性
a：術前．頬骨が高く張っており，短顔で四角型の輪郭．皮膚は厚く重たい．
b：術後 1 年 4 か月．Jowl および頸部のたるみはよく改善しているが，全体の改善感は劣る(その他隆鼻術も施行している)．

では，MACS lift やスレッドリフトに代表されるような低侵襲な手術，また高周波治療といった非手術的治療も選択肢の 1 つとなり，今や議論の焦点はどの術式が最も優れているかではなく，個々の顔の形(long face や wide face など)やたるみの状況，年齢，患者の希望などによって，SMAS や retaining ligament の処理方法を含めた手術術式の選択，また脂肪移植の併用など，どのようにテイラーメイドの治療を個々に応じて選択するべきかが議論されるようになった[10]．

本稿で詳述した zygomatic ligament と masseteric ligament の処理を併用した SMAS lift は，他の術式と比べ，特に下顎下縁および頸部の引き締め効果が高い印象がある．また，本術式は必要な解剖学的知識と手技を広く網羅した face lift の包括的な基本術式とも言える．よってこの術式を習得できればその他の様々な face lift の術式にも問題なく対応可能となるであろうと思われる．そして実際の症例にあたっては，患者の皮膚の厚みやたるみの程度，輪郭，そして希望などを総合的に加味して，安全かつ個々の症例に適した術式を選択するのが肝要である．

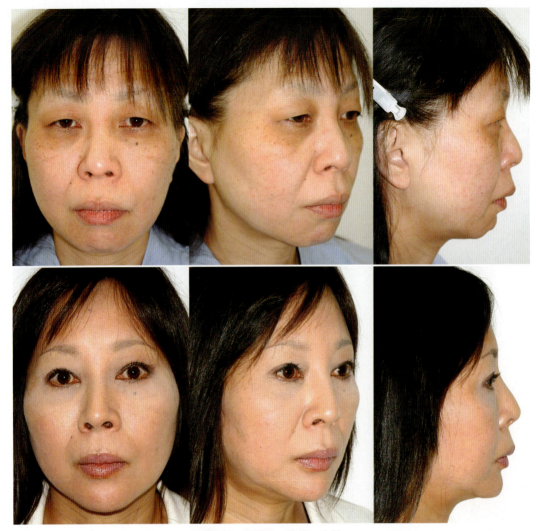

a
b

図 14. 症例 3：37 歳，女性
a：術前．Jowl は強くないが，頬部全体のたるみがあり midcheek groove が目立つ．また，オトガイが短く下顎下縁のラインが不明瞭である．
b：術後 8 か月．Face lift と同時にオトガイ形成（インプラント）を行った．オトガイ舌骨筋の短縮の影響で頚部の引き締め，くびれ効果は薄いが，下顎下縁の輪郭がシャープに出ており，改善感は高い（その他眼瞼下垂手術，下眼瞼除皺術，眉毛挙上術を施行している）．

参考文献

1) Stuzin, J. M., et al.：The relationship of the superficial and deep facial fascias：Relevance to rhytidectomy and aging. Plast Reconstr Surg. **89**：441-449；discussion 450-451, 1992.
2) Connell, B. F., Marten, T. J.：The trifurcated SMAS flap：Three-part segmentation of the conventional flap for improved results in the midface, cheek, and neck. Aesthetic Plast Surg. **19**：415-420, 1995.
3) Muzaffar, A. R., et al.：Surgical anatomy of the ligamentous attachments of the lower lid and lateral canthus. Plast Reconstr Surg. **110**：873-884, 2002.
4) Reece, E. M., et al.：The mandibular septum：Anatomical observations of the jowls in aging. Implications for facial rejuvenation. Plast Reconstr Surg. **121**：1414-1420, 2008.
5) Skoog, T.：Plastic Surgery：New Methods and Refinements. Saunders, Philadelphia, 1974.

6) Webster, R. C., et al. : Comparison of SMAS plication with SMAS imbrication in face lifting. Laryngoscope. **92** : 901-912, 1982.

7) Barton, F. E. Jr. : The SMAS and the nasolabial fold. Plast Reconstr Surg. **89** : 1054-1057 ; discussion 1058-1059, 1992.

8) Stuzin, J. M., et al. : Extended SMAS dissection as an approach to midface rejuvenation. Clin Plast Surg. **22** : 295-311, 1995.

9) Baker, D. C. : Lateral SMASectomy. Plast Reconstr Surg. **100** : 509-513, 1997.

10) Rohrich, R. J., et al. : Lift-and-fill face lift : Integrating the fat compartments. Plast Reconstr Surg. **133** : 756e-767e, 2014.

2017-2018 全国の認定医学書専門店一覧

北海道・東北地区

北海道	東京堂書店・北24条店
	昭和書房
宮城	アイエ書店
秋田	西村書店・秋田支店
山形	髙陽堂書店

関東地区

茨城	二森書店
栃木	廣川書店・獨協医科大学店
	廣川書店・外商部
	大学書房・獨協医科大学店
	大学書房・自治医科大学店
群馬	廣川書店・高崎店
	廣川書店・前橋店
埼玉	文光堂書店・埼玉医科大学店
	大学書房・大宮店
千葉	志学書店
	志学書店・日本医科大学店
東京	明文館書店
	鳳文社
	文光堂書店・本郷店
	文光堂書店・外商部
	文光堂書店・日本医科大学店
	医学堂書店
	東邦稲垣書店
	文進堂書店
	帝京ブックセンター（文進堂書店）
	文光堂書店・板橋日大店
	文光堂書店・杏林大学医学部店
神奈川	鈴文堂

東海・甲信越地区

山梨	明倫堂書店・甲府店
長野	明倫堂書店
新潟	考古堂書店
	考古堂書店・新潟大学医歯学総合病院店
	西村書店
静岡	ガリバー・浜松店
愛知	大竹書店
	ガリバー・豊明店
三重	ワニコ書店

近畿地区

京都	神陵文庫・京都営業所
	ガリバー・京都店
	ガリバー・京都大学店
	辻井書院
大阪	神陵文庫・大阪支店
	神陵文庫・大阪サービスセンター
	辻井書院・大阪歯科大学天満橋病院売店
	関西医書
	神陵文庫・大阪大学医学部病院店
	神陵文庫・大阪医科大学店
	ワニコ書店
	辻井書院・大阪歯科大学楠葉学舎売店
	神陵文庫・大阪府立大学羽曳野キャンパス店
兵庫	神陵文庫・本社
	神陵文庫・西宮店
奈良	奈良栗田書店・奈良県立医科大学店
	奈良栗田書店・外商部
和歌山	神陵文庫・和歌山店

中国・四国地区

島根	島根井上書店
岡山	泰山堂書店・鹿田本店
	神陵文庫・岡山営業所
	泰山堂書店・川崎医科大学店
広島	井上書店
	神陵文庫・広島営業所
山口	井上書店
徳島	久米書店
	久米書店・医大前店

九州・沖縄地区

福岡	九州神陵文庫・本社
	九州神陵文庫・福岡大学医学部店
	井上書店・小倉店
	九州神陵文庫・九州歯科大学店
	九州神陵文庫・久留米大学医学部店
熊本	金龍堂・本荘店（外商）
	金龍堂・まるぶん店
	九州神陵文庫・熊本出張所（外商）
	九州神陵文庫・熊本大学医学部病院店
大分	九州神陵文庫・大分営業所
	九州神陵文庫・大分大学医学部店
宮崎	田中図書販売（外商）
	メディカル田中
鹿児島	九州神陵文庫・鹿児島営業所

＊医学書専門店の全店舗（本・支店, 営業所, 外商部）が認定店です。各書店へのアクセスは本協会ホームページから可能です。

2017.01作成

　日本医書出版協会では上記書店を医学書の専門店として認定しております。本協会認定証のある書店では，医学・看護書に関する専門的知識をもった経験豊かな係員が皆様のご購入に際して，ご相談やお問い合わせに応えさせていただきます。

　また正確で新しい情報を常にキャッチし，見やすい商品構成などにも心がけて皆様をお迎えいたします。医学書・看護書をご購入の際は，お気軽に，安心して認定店をご利用賜りますようご案内申し上げます。

JMPA 一般社団法人 日本医書出版協会
http://www.medbooks.or.jp/

〒113-0033
東京都文京区本郷5-1-13 KSビル7F
TEL (03)3818-0160　　FAX (03)3818-0159

こんな本が欲しかった！

イチからはじめる 美容医療機器の理論と実践

みやた形成外科・皮ふクリニック院長　宮田成章／著

オールカラー　B5判　182頁　定価　本体価格6,000円＋税　2013年7月発行

美容医療機器の基礎理論から治療のコツまで！
美容医療機器を扱う全ての医家必読の1冊です！

●目　次●

I．総　論
1．違いのわかる美容医療機器の基礎理論
2．人体における機器の反応を知る
3．料理をベースに美容医療を考えてみよう
4．肌状態から考える治療方針・適応決定
5．各種治療器

II．治　療
1．ほくろに対するレーザー治療の実際
2．メラニン性色素疾患に対する治療
3．しわやたるみの機器治療
4．毛穴・肌理や肌質に対する治療
5．痤瘡後瘢痕の機器治療
6．レーザー脱毛
7．最新の機器に対する取り組み

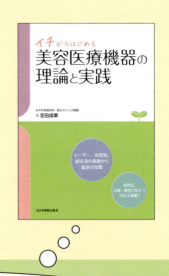

業界話，診療・経営に役立つTipsも満載！

㈱全日本病院出版会　〒113-0033　東京都文京区本郷3-16-4
　　　　　　　　　　TEL：03-5689-5989　FAX：03-5689-8030

お求めはお近くの書店または弊社（ http://www.zenniti.com ）まで！

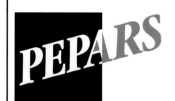

◆特集/フェイスリフト 手術手技アトラス
スレッドリフトを組み合わせたフェイスリフト手術

鈴木 芳郎*

Key Words：フェイスリフト(facelift)，スレッドリフト(thread lift)，併用(combination)，中顔面(midface)，表在性筋膜(SMAS)，ラテラルスマセクトミー(Lateral SMASectomy)

手技の要旨・ポイント　Lateral SMASectomy を代表とする SMAS 操作によるフェイスリフトは，その挙上範囲に限界があり，特に日本人のような顔の前面にあたる部分が横に広くて面積の大きな症例の場合には効果が不十分になることが多い．そのため，この前面にあたる部分に対しては Lateral SMASectomy 後に SMAS 操作ではないスレッドリフトによる引き上げを追加して治療している．この際使用する糸の種類，本数，および細かい挿入部位については，どこにどのような効果を出したいかによって症例ごとに使い分けている．特に鼻唇溝の改善を求める場合にはコグ付き糸かコーンタイプの糸，mid-cheek groove の改善を求める場合にはループタイプの糸を選択して使用することが多い．基本的には Lateral SMASectomy が下顔面の輪郭を改善し，スレッドリフトが中顔面のたるみの改善の役割を果たしている．これらが組み合わせることにより，顔全体にバランスのとれた若返りが可能となる．

イントロダクション

1．フェイスリフトを行う上で考慮すべき日本人の顔面形態の特徴

　フェイスリフト手術を行うにあたり，顔の老化変化を把握することは非常に重要である．さらに，日本人にフェイスリフト手術を行う場合には，その形態の特徴をしっかりととらえて術式も日本人向けに改良する必要がある．そこで，まず合成した平均顔を使って日本人の顔を同世代の白人と比べてみた．すると日本人の方は正面から見たところの顔の前面にあたる部分の面積が横に広いことがわかる（図1-a，b）．この部は Basins[1] らの言う Sector 2 にあたる部分（図1-c）であるが，日本人の場合，この部の大部分が中顔面に相当し，構造的には頬骨の外側への張りだしの影響で顔の側面を構成する Sector 3 の部分とは一定の角度を持って連続している（図1-e）．これに対して白人種の場合，この部を構成する面積が狭く，しかも Sector 2 と Sector 3 とが曲線状に連続してほぼ一体化しているかのようにみられる（図1-d）．このため白人種は Sector 3 と Sector 2 を一体として扱いやすいが，日本人の場合はそれが難しく，Sector 3 部分をしっかり引き上げても，Sector 2 の部分，すなわちこの部の多くを占める中顔面の引き上げが不十分ということになりやすいという問題をかかえている（図1-d, e）．

2．その特徴を踏まえた上での治療方針

　したがって日本人においては，Sector 2，特に中顔面の下垂の影響が非常に深刻でありながら，それを挙上することがより困難である．本邦でも多くのフェイスリフト手術で，従来からの SMAS flap 法に比べ幾分かのアドバンテージを持っているということで Lateral SMASectomy[2,3] が多く用いられるようになってきているが，この方法でさえ，顔の前面にあたる Sector 2 部分の面積が横

---

* Yoshiro SUZUKI，〒150-0021　東京都渋谷区恵比寿西 2-21-4　代官山 Parks 2F　ドクタースパ・クリニック，院長

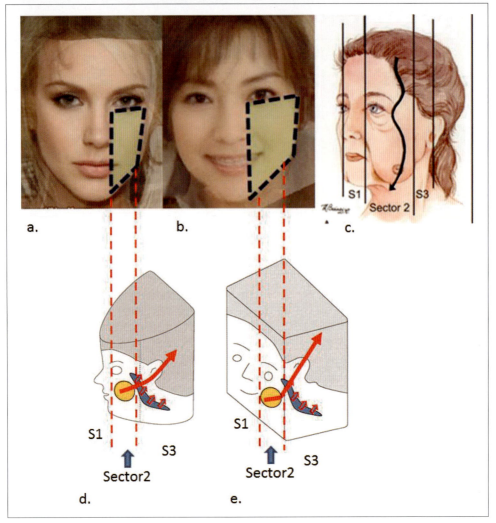

図 1.
a：30 歳前後の白人のモデル，女優 10 名の平均顔(Angelina Jolie, Victoria Beckham, Nicole Kidman, Britney Spears, Kristin Davis, Karima Debibe, Christina Aguilera, Laura Vandervoor, Jessica Alba, Bar Refaeli)
b：30 歳前後の日本人のモデル，女優 10 名の平均顔(Yuri Ebihara, Moe Oshikiri, Arisa Miduki, Kyoko Hasegawa, Hinano Yoshikawa, Michiko Kichise, Hiroko Hatano, Ryoko Tanami, Sachi Suzuki, SHIHO)
c：Basins らの Sector の説明の図．Sector 2 は乳房様に下垂しやすい．
d：白人の顔面形体の模式図．Sector 2 から 3 にスムーズに移行する．
e：日本人の顔面形体の模式図．頬骨の横への張り出しにより Sector 2 から Sector 3 への移行が角度をもって移行する．

に広い症例に対しては挙上効果が十分とは言えないのが現状である．さらにこの部位においてはSMAS が組織的に，はっきりしなくなっていることも効果を減弱させている原因である．すなわち白人種の場合は SMAS の引き上げのみで Sector 2 の部分も引き上げが可能になる場合が多いが，こ れらが分割され気味で横に幅がある日本人の場合には，SMAS の操作だけでは Sector 2 の引き上げは十分とは言えない．そのため Sector 2 に対してはSMAS 操作とは別の方法で引き上げる必要があるというのが私の考えである(図 2-a, b)．そこで，この部分をどのように引き上げるかである

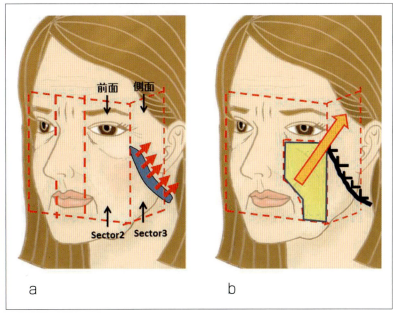

図 2.
a：典型的な日本人の顔面形態の患者では Lateral SMASectomy によって Sector 3 は挙上されるが Sector 2 の挙上は乏しい.
b：そのため Sector 2 は SMAS 操作ではない方法により引き上げる必要があり，この部位にはスレッドリフトによる挙上が有効である.

が，この部分の下垂は皮膚および皮下の malar fat の緩みによる要素が大きく，これを改善することが中顔面を若返らせるポイントとも言われている[4)〜7)]．さらにこの部は剥離などの侵襲を広げることなく，スレッドリフトでも十分に引き上げることができ，リスクを冒して剥離を広げていくよりスレッドリフトを有効に活用することで，良好な若返り効果を出せる部分だと報告している文献も多く存在している[8)〜10)]．このような考えから日本人，特に平面的な顔の患者に対しては Lateral SMASectomy だけではなく，顔の前面に対していくつかのスレッドリフトを有効に活用し引き上げを行うことが必要だと考えている.

手技の要旨・ポイント

基本となる Lateral SMASectomy については別稿に譲ることとし，その後の Sector 2 の扱いを中心に報告する.

まずは，通常の Lateral SMASectomy による SMAS 処理を行った後，Sector 2 の頬部分に対するスレッドリフトによる挙上に移るが，術前にあらかじめスレッドを入れる適切な位置と方向をプランニングし，マーキングしておくことが重要である(図 3-a, b)．Sector 2 を別に引き上げるからといってその部分に対する剥離を広げるということは行っていない．というのも前述のようにこの部位の下垂は malar fat の下垂が主体で，その基底は緩やかに SMAS と結合しながら表面の皮下脂肪の部分が皮膚と一体となって，あたかも乳房が加齢とともに垂れ下がってくるような感じで下垂してくるため，この部位を引き上げるには malar fat および皮膚自体をしっかりと引き上げる必要がある．そのため皮膚と皮下の脂肪が一体となっている方が挙上に際して有利と言える．したがって実際には引き上げ用の糸を，皮膚の直下の脂肪層に入れて皮膚自体をしっかりと引き上げるように糸を牽引し，その糸を側頭筋膜に結紮固定している(図 3-c).

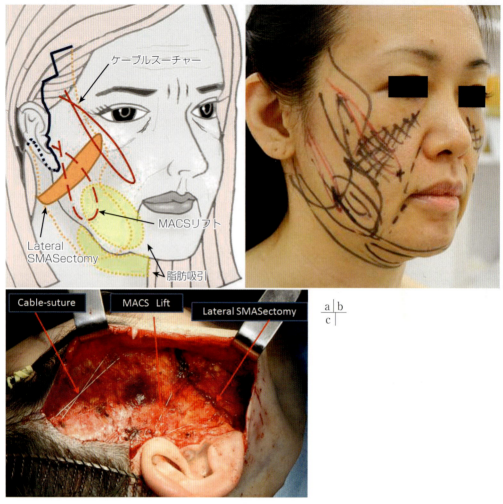

図 3.
a：術前のプランニング．Lateral SMASectomy，脂肪吸引，ケーブルスーチャー法，MACS リフトを予定している．
b：術前のマーキング．格子状の部分は midcheek groove で，この部に対してはケーブルスーチャーにより膨らみを作ろうと予定している．
c：スレッドリフト固定後の状態．Lateral SMASectomy の縫合部，ケーブルスーチャー，MACS リフトの糸を確認する．MACS リフトは jowl 変形の改善を補助している．

　さらにスレッドの選択においては，主に保持様式がコグのもの，コーンのもの，さらにループのものの3つに分類して使っている(図4-a)．このなかで，より皮膚そのものを引き上げたい時には，コグ付き糸[9]，コーン付き糸[11]を真皮直下に使用し，malar fat を主体に引き上げたい時にはループタイプのケーブルスーチャー[8)10]を脂肪内に使用している．前二者を使った場合には Sector 2 が全体として平面的に引き上がり(図4-b)，後者を使用した場合には頬の上部が膨らみながら引き上が

る(図4-c)．患者の状態によって使い分けているが，具体的には鼻唇溝の改善を求める場合には前者を，midcheek groove の改善を求める場合には後者を選択して使用することが多い．症例によっては複数のタイプの糸を使用する場合もある．これらの挿入方法については多くの報告があり，それらを参照されたい[8)~11)]．

　これらの操作によって Sector 2 の部分が十分に引き上げられ，その位置でその皮弁を下層のSMAS に確実に固定し，その後に余剰皮膚の切除

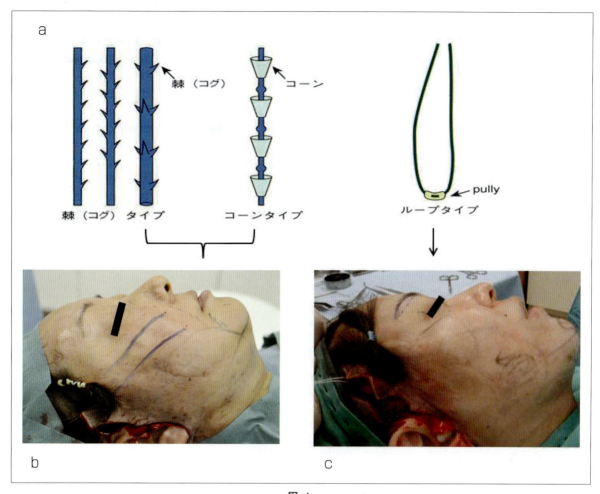

図 4.
a：スレッドリフトに用いられるのは，コグ付きの糸，コーンタイプの糸，ループタイプの糸が代表的なものだが，皮膚を主体に引っ張り上げたい時はコグかコーン，malar fat を主体に引き上げたい時はループタイプを用いる．
b：コグやコーンタイプの糸を真皮直下に挿入し引き上げた場合は，Sector 2 が全体として平面的に引き上がりながら鼻唇溝が浅くなり目立たなくなる．
c：ループタイプの糸を malar fat 内に入れて引き上げた場合は頬の上部が膨らみながら引き上がる．Midcheek groove の改善を図る時はこちらを用いる．

と皮膚の縫合を行う．通常の糸だけによるリフトと異なり，糸の力を引き上げのための力源としているものの，そのうえで移動した皮弁をしっかりと下層に固定することで，効果の持続を長引かせると考えている．また，この操作により皮膚縫合部にもあまり張力がかからないようになり，術後傷跡の幅が広がってきたり，耳垂が引き伸ばされたりするという合併症の予防にもなっている．基本的には Lateral SMASectomy が下顔面の輪郭を改善し，スレッドリフトが中顔面を改善する．

これらが組み合わさることにより，顔全体のバランスのとれた若返りが可能になる．

症　例

症例 1：54 歳，女性
Jowl 変形と midcheek groove の改善をポイントに，Lateral SMASectomy にケーブルスーチャーによる malar suspention を併施している．術後は jowl 変形，midcheek groove が，著明に改善している(図 5)．

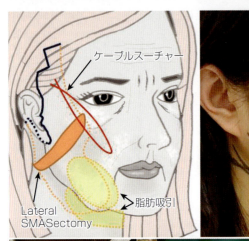
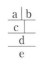
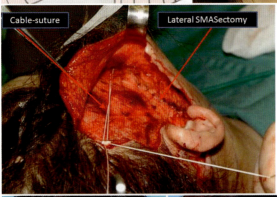
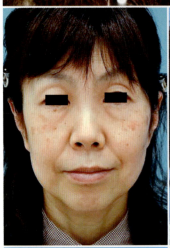
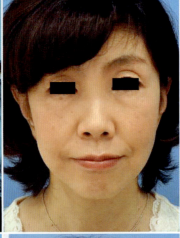
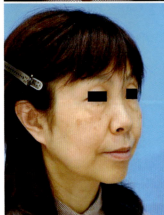
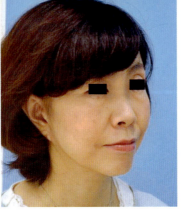

図 5.
症例 1：54 歳，女性
a：術前のプランニング．Lateral SMASectomy およびケーブルスーチャーによる malar suspention を予定する．
b：術前のマーキング
c：ケーブル牽引，固定時の状態．Lateral SMASectomy の縫合部，ケーブルスーチャーの固定が確認される．
d：術前(左)および術後 1 年(右)の正面
e：術前(左)および術後 1 年(右)の斜位

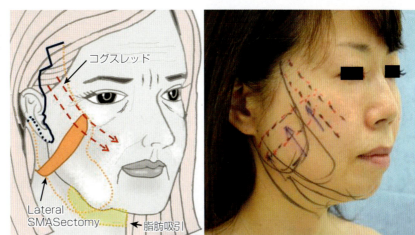
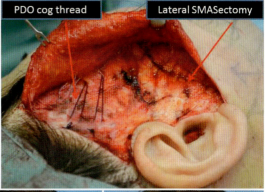
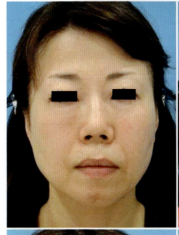
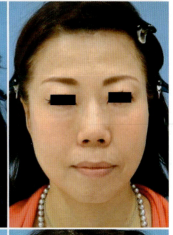
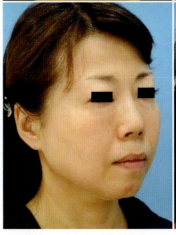
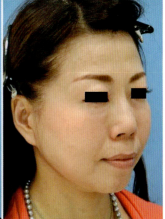

図 6.
症例 2：56 歳，女性
 a：術前のプランニング．Lateral SMASectomy＋コグ付き糸による malar suspention を予定する．
 b：術前のマーキング
 c：スレッドリフト固定後の状態．Lateral SMASectomy の縫合部，コグ付き糸の固定部が確認される．コグスレッドの先端は鼻唇溝の手前約 1 cm のところまで到達している．
 d：術前(左)および術後 1 年(右)の正面
 e：術前(左)および術後 1 年(右)の斜位

症例2：56歳，女性

Jowl変形，鼻唇溝の改善をポイントにLateral SMASectomyにコグ付き糸によるmalar suspention を併施している．輪郭および鼻唇溝の改善とともに全体に引き上がり，引き締まり感が感じられる（図6）．

まとめ

オリジナルのLateral SMASectomyはSMASの挙上範囲に限界があり，特に日本人のようなSector 2が横に広くて面積の大きな症例の場合どうしても効果が不十分になる．そのためこの部に対して，より侵襲の少ないスレッドリフトを併用して対応してきたが，結果的にリスクを広げることなく若返り効果を十分に増大することができた．我々のこの併用法は日本人の中でも特に顔が平坦で横に広い感じのある患者に対して理想的な方法であると考えている．

参考文献

1) Basins, T.：The "R. A. R. E." Technique (Reverse and Repositioning Effect)：The Renaissance of the Aging Face and Neck：Aesthetic Plast Surg. **28**：127-142, 2004.

2) Baker, D. C.：Lateral SMASectomy. Plast Reconstr Surg. **100**：509-513, 1997.
   Summary　Lateral SMASectomy の原著

3) 野平久仁彦ほか：Face-lifting における lateral SMASectomy の効果. 形成外科. **48**：59-66, 2005.

4) De Cordier, B. C.：Rejuvenation of the midface by elevating the malar fat pad；Review of technique, cases, and complications. Plast Reconstr Surg. **110**：1526-1536, 2002.

5) Paul, M. D.：The elevation of the midface lift in aesthetic plastic surgery. Plast Reconstr Surg. **117**：1809-1827, 2006.

6) Owsley, J. Q.：Lifting the, malar fat pad for correction of prominent nasolabial fold. Plast Reconstr Surg. **91**：463-474, 1993.

7) Owsley, J. Q.：Midface lift of the malar fat pad；Technical advances. Plast Reconstr Surg. **110**：674-685, 2002.

8) Sasaki, G. H., Cohen, A. T.：Meloplication of the malar fat pads by percutaneous cable-suture technique of midface rejuvenation；Outcome study (392 cases, 6 years' experience). Plast Reconstr Surg. **110**：635-654, 2002.

9) Paul, M. D.：Using barbed sutures in open/subperiosteal midface lifting. Aesthetic Surg J. **26**：725-732, 2006.

10) 鈴木芳郎，白壁征夫：Suture suspention を併用した Face-Lifting. 形成外科. **48**：51-58, 2005.

11) Isse, N.：Silhouette sutures for treatment of facial aging；Facial rejuvenation, remodeling, and facial tissue support. Clin Plast Surg. **35**：481-486, 2008.

好評書籍

カラーアトラス 爪の診療実践ガイド

●編集　安木　良博（昭和大学／東京都立大塚病院）
　　　　田村　敦志（伊勢崎市民病院）

目で見る本で臨床診断力がアップ！

爪の基本から日常の診療に役立つ処置のテクニック、写真記録の撮り方まで、皮膚科、整形外科、形成外科のエキスパートが豊富な図写真とともに詳述！
必読、必見の一書です！

2016年10月発売　オールカラー
定価（本体価格7,200円＋税）　B5判　202頁

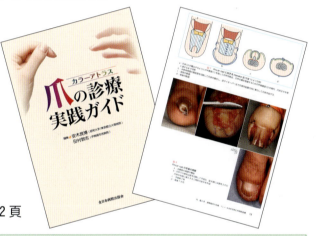

目次

Ⅰ章　押さえておきたい爪の基本
＜解　剖＞
1．爪部の局所解剖

＜十爪十色—特徴を知る—＞
2．小児の爪の正常と異常
　　—成人と比較して診療上知っておくべき諸注意—
3．中高年の爪に診られる変化
　　—履物の影響、生活習慣に関与する変化、ひろく爪と靴の問題を含めて—
4．手指と足趾の爪の機能的差異と対処の実際
5．爪の変色と疾患
　　—爪部母斑と爪部メラノーマとの鑑別も含めて—

＜必要な検査・撮るべき画像＞
6．爪部疾患の画像検査
　　—X線、CT、エコー、MRI、ダーモスコピー—
7．爪疾患の写真記録について—解説と注意点—

Ⅱ章　診療の実際—処置のコツとテクニック—
8．爪疾患の外用療法
9．爪真菌症の治療
10．爪部外傷の対処および手術による再建
11．爪の切り方を含めたネイル・ケアの実際
12．腎透析と爪
13．爪甲剥離症と爪甲層状分裂症などの後天性爪甲異常の病態と対応

—＜陥入爪の治療方針に関するdebate＞—
14．症例により外科的操作が必要と考える立場から
15．陥入爪の保存的治療：いかなる場合も保存的治療法のみで、外科的処置は不適と考える立場から

16．陥入爪、過彎曲爪の治療：フェノール法を含めた外科的治療
17．爪部の手術療法
18．爪囲のウイルス感染症
19．爪囲、爪部の細菌感染症
20．爪甲肥厚、爪甲鉤彎症の病態と対処

Ⅲ章　診療に役立つ＋αの知識
21．悪性腫瘍を含めて爪部腫瘍の対処の実際
　　—どういう所見があれば、腫瘍性疾患を考慮するか—

コラム
A．本邦と欧米諸国での生活習慣の差異が爪に及ぼす影響
B．爪疾患はどの臨床科に受診すればよいか？
C．ニッパー型爪切りに関する話題

全日本病院出版会
〒113-0033　東京都文京区本郷3-16-4　Tel：03-5689-5989
http://www.zenniti.com　　Fax：03-5689-8030
お求めはお近くの書店または弊社ホームページまで！

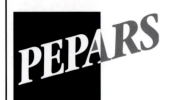

◆特集／フェイスリフト 手術手技アトラス

ミッドフェイスリフトに有効な スレッドリフトの併用

大口 春雄*

Key Words：ミッドフェイスリフト(midfacelift)，スレッドリフト(thread lift), malar fat pad；MFP，下眼瞼切開(lower blepharoplasty)

手技の要旨・ポイント　下眼瞼切開からアプローチし眼輪筋下・眼窩隔膜上を剥離し，眼窩下縁骨膜上に達する．ここからさらに骨膜上を尾側に 1～2 cm 剥離しておく．

スレッドリフトは，眼窩下縁の外側から刺入しその方向はマークした法令線に対して 45°ぐらいで交わるように刺入する．刺入の深さは眼輪筋下として，Malar fat pad(MFP)の上縁を越えたところから眼輪筋上に層を変え，しばらく MFP 中にスレッドを進める．MFP の形態を意識しながらこの中にコグや棘が位置するように糸の刺入を進め，スレッドリフトの先端を皮膚から直角に近い角度で出す．浅い層で進めると術後の引きつりの原因になる．

頭側に牽引してみて，少しでも引きつりなどがみられれば，躊躇することなく刺入をやり直す．

コグや棘は MFP の中以外に位置しないように数や範囲を調整しながら留置していく．これをすることで効率よく MFP だけを挙上することができるようになる．

スレッドリフトの根元は眼窩下縁の骨膜に固定するが結び目が眼窩下縁上にくると術後結び目が触れやすくなるので注意する．

術中 MFP は，体位(仰臥位)によってすでに若干挙上されているので，無理にスレッドリフトで頭側に強く引き上げないように心掛けることが，術後の糸による引きつりやえくぼ形成などの合併症を予防するコツである．

イントロダクション

頬部の見た目の若さは前方へわずかにふくらみをもつ形態にある．この形態を作り出している解剖学的な組織の主体は「Malar fat pads」(以下，MFP)とされる[1]．MFP は逆三角形の形をし，ひとつの辺が鼻唇溝に一致，上方は眼窩下縁，外側は大頬骨筋の走行に一致した辺と考えられる(図1)．MFP は皮膚と SMAS の間に存在する皮下脂肪の一種で皮膚との癒着は強固であるが，SMAS との間には非常に可動性に富んだ層によって緩やかに癒着している(図2)[2]．そのため加齢ととも

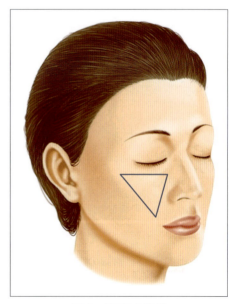

図 1．MFP の位置
青線で囲まれた逆三角形の部分が MFP

* Haruo OGUCHI，〒468-0076　名古屋市天白区八事石坂 601 カンピオーネ八事石坂 1 階　八事石坂クリニック，院長

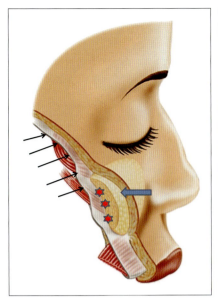

図 2. 右頬部断面図
黒細矢印は SMAS を表し，青太矢印は MFP を示す．星印は SMAS と MFP の間に存在する結合の緩やかな層を示す．

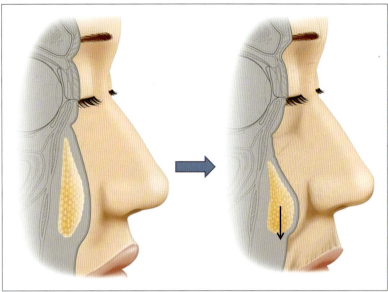

図 3. 年齢による頬部の変化
MFP（黄色の部分）は加齢とともに下垂する．MFP の形態も変化することに注意（右図）

に MFP は容易に下垂し（図 3），これによって眼窩下縁の扁平化，tear trough 変形，鼻唇溝頭側の高まりとその結果による鼻唇溝の顕在化といった頬部の外見上の老化現象が起こる（図 4）．

ミッドフェイスリフトはこの下垂・変形した MFP を引き上げることで，頬を中心とした顔面の若返りを図るものである[3)4)]．通常下眼瞼切開からアプローチし，頬部骨膜上などを尾側に剝離し，直接 MFP を引き上げる方法がとられるが[5)〜7)]，術後の腫脹が強く生じる傾向があり下眼瞼外反などのリスクも予想され，難度の高い手術と考えられている[8)]．

今回紹介する手術は，この MFP の挙上に低侵襲手術手技とされるスレッドリフトを用いることでこういった術後の問題の解決を図ろうとするものである[9)]．

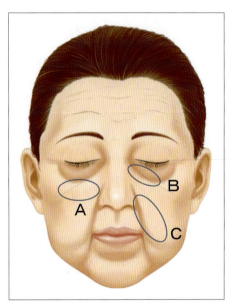

図 4. ミッドフェイス領域の老化の徴候
A：眼窩縁の扁平化，B：tear trough 変形，
C：鼻唇溝の顕在化

スレッドリフトには各種タイプのものがあるが，その中でこの手術に向いているものは，組織を一方向に引き上げて骨膜や筋膜に固定できるタイプのものである[10)]．

術前の作図

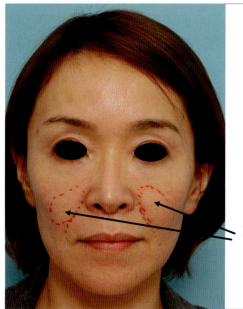

MFP を描出
しておく

図 5.
術前のデザインは，必ず立位で行う．
鼻唇溝ラインに沿ってマークし，明
らかであれば MFP を描出してお
く．

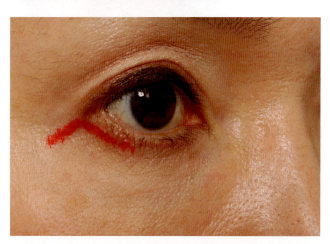

図 6.
下眼瞼切開線は，下眼瞼縁に沿って
その外側 1/2 にマークし，さらに外
側へ 1 cm ほど延長する．

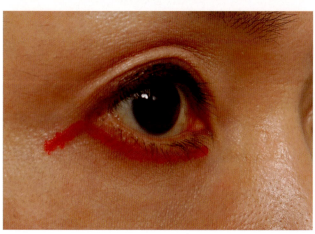

図 7.
下眼瞼皮膚のたるみが顕著な症例に
は，通常の下眼瞼切開に準じて下眼
瞼縁全体に切開線をおく．

図 8.
次に筋皮弁の剥離範囲を作図する．これも下眼瞼のたるみの状態により決定する．この症例ではたるみもあったので眼窩下縁を 1～2 cm 越えたところまで剥離した．

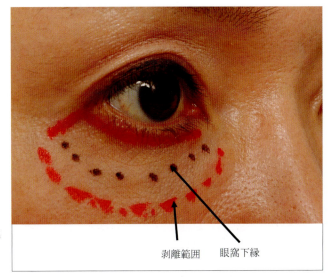

剥離範囲　眼窩下縁

図 9.
スレッドリフトを刺入する方向と範囲をマークする．
スレッドリフトは通常片側の頬に対して 2 本を刺入する．
糸の刺入の始点は下眼瞼眼窩下縁外側，終点は法令線の頭側半横指．部位は最も法令線が深いところを 2 か所選択する．

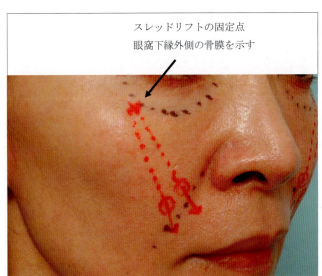

スレッドリフトの固定点
眼窩下縁外側の骨膜を示す

下眼瞼眼輪筋弁の作成

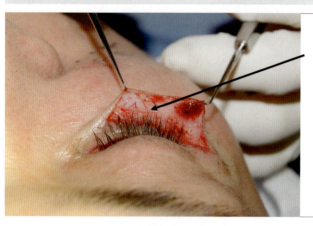

ここまでは皮下で剥離する
眼輪筋の一部が見えている

図 10.
皮膚切開から尾側 3〜4 mm は皮下で剥離し，その後眼輪筋下に入る．

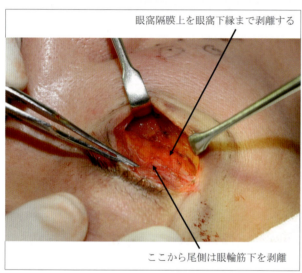

眼窩隔膜上を眼窩下縁まで剥離する

ここから尾側は眼輪筋下を剥離

図 11.
隔膜上・眼輪筋下をさらに眼窩下縁まで剥離する．

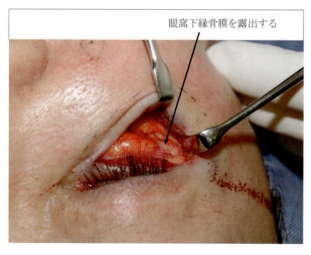

眼窩下縁骨膜を露出する

図 12.
剥離を進め，眼窩下縁骨膜上に達する．
眼窩脂肪のヘルニアが顕著な例ではこれを切除する．

スレッドリフトの刺入・固定

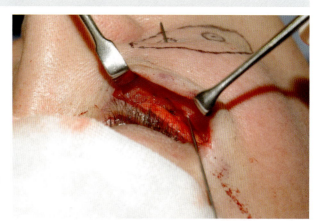

図 13.
眼輪筋を貫き MFP 内にスレッドリフトを進める.

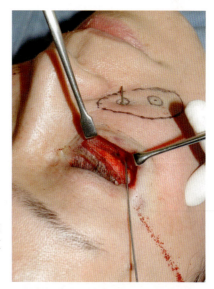

図 14.
スレッドリフトはあまり浅くならないように皮膚面に平行に進め, 法令線の頭側 0.5 横指のところに皮膚にできるだけ直角になるように貫く.

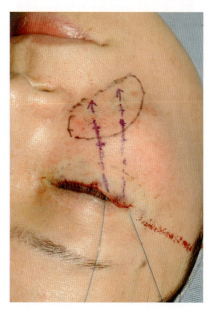

図 15.
コグあるいは棘などは, できるだけ MFP 内に収まるようにその数や範囲を調整する.
軽く頭側に牽引して, アンカーリングが十分であるか, あるいは皮膚に引きつりが出ないかを確認する.

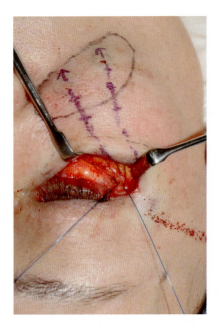

図 16.
スレッドリフトの根元を眼窩下縁
外側の骨膜にかける.

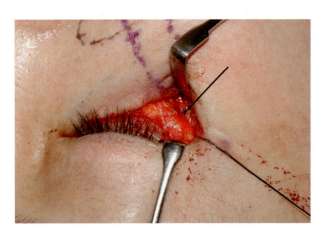

図 17.
スレッドリフトの端を骨膜に縫合
固定したところ(矢印)

症 例

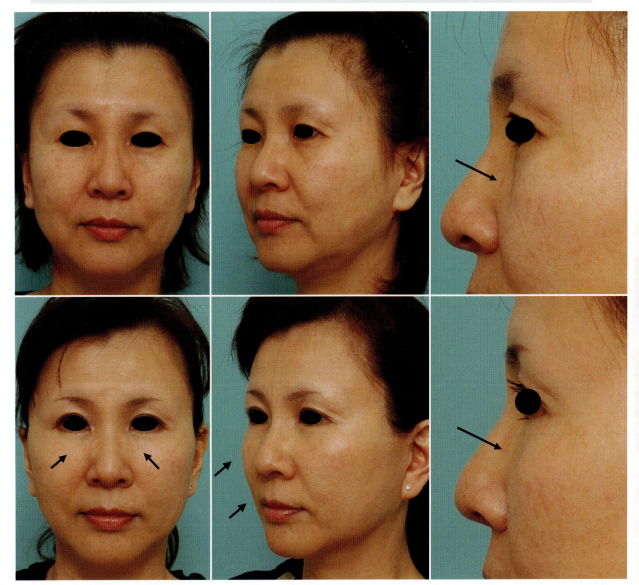

a	b	c
d	e	f

図 18. 症例 1:48 歳,女性.通常のフェイスリフトとスレッドリフトを併用したミッドフェイスリフト,術後 1 年 10 か月

a〜c:術前
d〜f:術後 1 年 10 か月
　d:下眼瞼から頬にかけて(矢印)ボリュームが得られているのがわかる.
　e:頬のトップが上がっていて,かつ頬から口元へのラインが美しいカーブを描いているのがわかる(矢印).
　f:術後は下眼瞼から頬にかけての連続性が得られている(矢印).

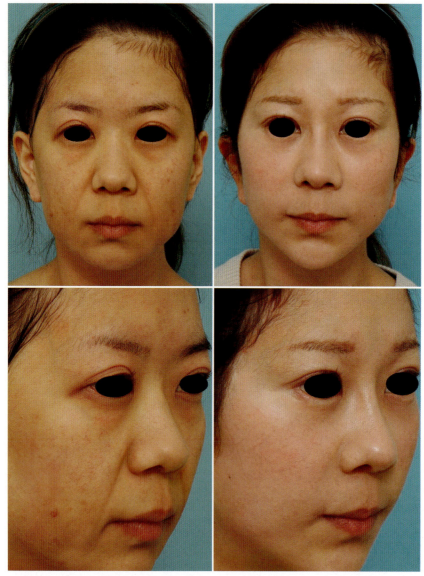

図 19．症例 2：35 歳，女性．通常のフェイスリフトとスレッドリフトを併用したミッドフェイスリフト，術後 4 年 6 か月
a，b：術前
c，d：術後 4 年 6 か月
　c：術前に目立っていた法令線が著しく改善しているのがわかる．
　d：MFP が挙上されて下眼瞼から頬・口元のたるみが改善されているのがわかる．

まとめ

　難易度の高い従来のミッドフェイスリフトに対して，MFP の挙上にスレッドリフトを併用することで，手術を簡便にする方法を示した．

　実際に手術は下眼瞼切開術の経験がある術者であれば，それにスレッドリフトを刺入する操作が加わるだけと考えてよいが，スレッドリフトの刺入には少し慣れが必要である．

　実際の症例では，術前の顔全体のたるみ状態などを慎重に評価して，ミッドフェイスリフトだけでなく各種若返り手術の併用を考えると，さらに効果が上がり，患者の術後の満足度も向上することができると考えられる．例として，元々皮下脂肪の少ない顔面の症例には MFP の挙上ばかりでなく，脂肪注入術を併用することが有効であり，またフェイスラインの改善に対して従来のSMAS 法によるフェイスリフトを組み合わせることでバランスのとれた若返り手術が可能となる．

参考文献

1) De Cordier, B. C., et al.：Rejuvenation of the midface by elevating the malar fat pad：Review of technique, cases, and complications. Plast Reconstr Surg. **110**：1526-1536, 2002.
　Summary　MFP の解剖について詳しく述べられている．こめかみからのアプローチによってMFP の挙上を図る手術についても具体的である．

2) Owsley, J. Q.：Lifting the malar fat pad for correction of prominent nasolabial folds. Plast Reconstr Surg. **91**：463-474, 1993.
　Summary　この論文も MFP について詳しく知るには必読である．術後の症例の供覧が多い．

3) Hester, T. R., et al.：The "centrofacial" approach for correction of facial aging using the transblepharoplasty subperiosteal cheek lift. Aesthetic Surg J. **16**：51-58, 1996.
　Summary　下眼瞼切開からのアプローチによる

MFP の挙上についての記述が詳しい．手術と解剖が美しいイラストで解説されている．

4) Owsley, J. Q., et al.：Midface lift of the malar fat pad：technical advances. Plast Reconstr Surg. **110**：674-685, 2002.
　Summary　様々なアプローチからの MFP の挙上を比較している．術後の経過の違いについて言及している．

5) Paul, M. D., et al.：The evolution of the midface lift in aesthetic plastic surgery. Plast Reconstr Surg. **117**：1809-1827, 2006.
　Summary　ミッドフェイスリフト手術の歴史，術式の変遷，解剖などがとても詳しく，わかりやすくまとめてある．これを読めばミッドフェイスリフトについての知識は完璧になる．

6) Owsley, J. Q., et al.：Update：Lifting the malar fat pad for correction of prominent nasolabial folds. Plast Reconstr Surg. **110**：674-685；discussion 686-687, 2002.
　Summary　MFP と法令線の関係やフェイスリフトの手術について詳しい．

7) Paul, M. D., et al.：Morphologic and gender considerations in midface rejuvenation. Aesthetic Surg J. **21**：349-353, 2001.
　Summary　MFP と頬の形態について美しいイラストで説明されている．MFP を糸を使って挙上する方法についても説明あり．

8) Hester, T. R., et al.：Avoiding Complication of transblephaloplasty lower-lid and midface rejuvenation. Aesthetic Surg J. **20**：61-69, 2000.
　Summary　下眼瞼からのアプローチを行った場合の眼輪筋の処理について詳しく書かれている．

9) Paul, M. D.：Using barbed sutures in open/subperiosteal midface lifting. Aesthetic Surg J. **26**：725-732, 2006.
　Summary　いわゆるスレッドリフトの糸を使用したミッドフェイスリフトについての説明あり．

10) Sasaki, G. H., et al.：Meloplication of the malar fat pads by percutaneous cable-suture technique for midface rejuvenation：Outcome study（392 cases, 6 years' experience）. Plast Reconstr Surg. **110**：635-654, 2002.
　Summary　ケーブルスーチャーについての論文．アプローチはオープンだけでなくクローズについても言及されている．

Monthly Book Derma. 創刊 20 周年記念書籍

そこが知りたい 達人が伝授する
日常皮膚診療の極意と裏ワザ

■編集企画：**宮地　良樹**
（滋賀県立成人病センター病院長/京都大学名誉教授）
B5 判　オールカラー　2016 年 5 月発行
定価（本体価格：12,000 円＋税）　380 ページ
ISBN：978-4-86519-218-6 C3047

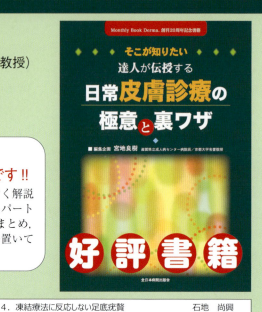

おかげをもちまして創刊 20 周年！
"そこが知りたい"を詰め込んだ充実の一書です!!

新薬の使い方や診断ツールの使いこなし方を分かりやすく解説し，日常手を焼く疾患の治療法の極意を各領域のエキスパートが詳説．「押さえておきたいポイント」を各項目ごとにまとめ，大ボリュームながらもすぐに目を通せる，診療室にぜひ置いておきたい一書です．

目　次

Ⅰ．話題の新薬をどう使いこなす？
1. BPO 製剤　吉田　亜希ほか
2. クレナフィン®　渡辺　晋一
3. ドボベット®　安部　正敏
4. 抗 PD-1 抗体　中村　泰大ほか
5. スミスリン®ローション　石井　則久
6. グラッシュビスタ®　古山　登隆

Ⅱ．新しい診断ツールをどう生かす？
1. ダーモスコピー
   a）掌蹠の色素性病変診断アルゴリズム　皆川　茜ほか
   b）脂漏性角化症，基底細胞癌の診断ツールとして　貞安　杏奈ほか
   c）疥癬虫を見つける　和田　康夫
   d）トリコスコピーで脱毛疾患を鑑別する　乾　重樹
2. Ready-to-use のパッチテストパネル活用法　伊藤　明子

Ⅲ．最新の治療活用法は？
1. ターゲット型エキシマライトによる治療　森田　明理
2. 顆粒球吸着療法　金蔵　拓郎
3. 大量γグロブリン療法
   ―天疱瘡に対する最新の治療活用法は？　青山　裕美
4. 新しい乾癬生物学的製剤　大槻マミ太郎

Ⅳ．ありふれた皮膚疾患診療の極意
1. 浸軟した趾間白癬の治療のコツ　常深祐一郎
2. 真菌が見つからない足白癬診断の裏ワザ　常深祐一郎
3. 特発性蕁麻疹治療―増量の裏ワザ　谷崎　英昭
4. 蕁麻疹寛解後いつまで抗ヒスタミン薬を内服すべきか　田中　暁生
5. アトピー性皮膚炎のプロアクティブ療法　中原　剛士
6. 母親の心を動かすアトピー性皮膚炎治療　加藤　則人
7. 帯状疱疹関連痛治療のコツ　渡辺　大輔
8. 爪扁平苔癬と爪乾癬の鑑別　遠藤　幸紀

Ⅴ．新しい皮膚疾患の診療
1. ロドデノール誘発性脱色素斑　鈴木加余子ほか
2. 分子標的薬による手足症候群　松村　由美
3. イミキモドの日光角化症フィールド療法　出月　健夫
4. 日本紅斑熱と牛肉アレルギーの接点　千貫　祐子ほか

Ⅵ．手こずる皮膚疾患の治療法～いまホットなトピックは？
1. 病状が固定した尋常性白斑　谷岡　未樹
2. 多発する伝染性軟属腫　馬場　直子
3. 急速に進行する円形脱毛症　大日　輝記
4. 凍結療法に反応しない足底疣贅　石地　尚興
5. 尋常性痤瘡のアドヒアランス向上法　島田　辰彦
6. テトラサイクリンに反応しない酒皶　大森　遼子ほか
7. メスを使わない陥入爪・巻き爪の治療法　原田　和俊
8. 掌蹠多汗症は治せる　横関　博雄
9. 痛みと抗菌を考えた皮膚潰瘍のドレッシング材活用法　門野　岳史ほか
10. 伝染性膿痂疹―耐性菌を考えた外用薬選択法　白濱　茂穂
11. IgA 血管炎（Henoch-Schönlein）
    ―紫斑以外に症状のないときの治療法は？　川上　民裕
12. 糖尿病患者の胼胝・鶏眼治療は？　中西　健史

Ⅶ．変容しつつある治療の「常識」
1. 褥瘡患者の体位変換は考えもの？　磯貝　善蔵
2. アトピー患者は汗をかいたほうがいい？　室田　浩之
3. スキンケアで食物アレルギーが防げる？　猪又　直子
4. フィラグリンを増やせばアトピーがよくなる？　大塚　篤司
5. 保湿剤で痒疹が改善する？　宇都宮綾乃ほか
6. 肝斑にレーザーは禁物？　葛西健一郎
7. 小児剣創状強皮症にシクロスポリンが効く？　天日　桃子ほか
8. 下腿潰瘍の治療は外用より弾性ストッキングのほうが重要？　藤澤　章弘
9. 皮膚科医に診断できる関節症性乾癬とは？　山本　俊幸
10. 一次刺激性接触皮膚炎の本態は？　川村　龍吉
11. 長島型掌蹠角化症は意外に多い？　椛島　健治
12. 菌状息肉症はアグレッシブに治療しないほうがいい？　菅谷　誠
13. 脂腺母斑に発生する腫瘍は基底細胞癌ではない？　竹之内辰也
14. 扁平母斑とカフェオレ斑―日本と海外の認識の違いは？　伊東　慶悟
15. 帯状疱疹で眼合併症の有無を予見するには？　浅田　秀夫

TOPICS
1. 乳児血管腫に対するプロプラノロール内服治療　倉持　朗
2. 乾癬治療薬として公知申請に向け動き出したメトトレキサート　五十嵐敦之
3. 帯状疱疹ワクチン開発の現況　渡辺　大輔
4. 日本人の肌の色を決定する遺伝子は？　阿部　優子ほか
5. IgG4 関連疾患　多田　弥生ほか
6. ジェネリック外用薬の問題点　大谷　道輝
7. 好酸球性膿疱性毛包炎―日本の現状は？　野村　尚史
8. 足底メラノーマは汗腺由来？　岡本奈都子
9. がん性皮膚潰瘍臭改善薬―メトロニダゾールゲル　渡部　一宏

（株）全日本病院出版会
お求めはお近くの書店または弊社ホームページ（http://www.zenniti.com）まで！

〒113-0033　東京都文京区本郷 3-16-4
TEL：03-5689-5989　FAX：03-5689-8030

◆特集／フェイスリフト 手術手技アトラス

Premasseter space(咬筋前腔隙)の剥離を付加したフェイスリフト

一瀬　晃洋*

Key Words：フェイスリフト(face lift)，咬筋前腔隙(premasseter space)，皮膚支持靱帯(retaining ligaments)，顔面神経麻痺(facial palsy)

手技の要旨・ポイント　　Premasseter space 剥離および牽引の手術手技について解説する．SMAS・platysma は premasseter space の剥離を追加することで可動性が増加するため牽引の効果が高くなり，長期間持続する頬部・フェイスライン・頸部の除皺が可能である．Premasseter space は剥離が容易で，出血や副損傷のリスクが少ないとされる[1]．ただし，premasseter space の近傍には顔面神経や耳下腺管が存在するために，手術解剖を熟知して，premasseter space の壁となる層の確実な同定および剥離操作が重要である．顔面神経を損傷しないように masseteric ligaments を剪断して剥離を進める．Premasseter space の剥離のエンドポイントは，十分な SMAS・platysma 弁の可動性が得られるまでである．

導入・手技のポイント

SMAS・platysma の牽引によるフェイスリフトは，顔面・頸部の標準的方法として普及している．しかしながら，SMAS・platysma はその支持組織により母床に固定されているために，牽引への抵抗力が生じて効果が減弱することが欠点とされている．特に，アジア人は皮膚・皮下組織が厚く硬く，長期的に緩みやすいとされる．そこで，cranial suspension による SMAS 牽引に premasseter space(咬筋前腔隙)の剥離[1]を加えて，SMAS・platysma の可動性を増して jowl 変形，フェイスラインの乱れに対する牽引力の増強を図っている．

Premasseter space の剥離を実施するにあたり，手術解剖をよく知ることが必須である．Premasseter space のすぐ外側には顔面神経や耳下腺管など副損傷によって重篤な合併症が生じる構造物が存在する．Premasseter space の壁の確実

な同定を行い，顔面神経を保存しながら retaining ligaments の正確な処理を進めて十分な範囲の剥離を行うことが求められる．

本手術は原則的に生涯に一度きりの手術であるため，あまり若い症例ではなく中年以降の症例が適応となると考えている．

本稿では premasseter space 剥離の手術手技を中心に解説を行う．

手術計画

皮下剥離の範囲や premasseter space の剥離のデザインを行う(図 1)．

本術式は，頸部や中顔面の除皺に対しては単独では効果が少ないため，必要に応じて他の術式と組み合わせて手術計画を立てる．筆者は cranial suspension と組み合わせて，頸部と中顔面下部の除皺を行っている．

本術式は，secondary facelift や頬部の脂肪吸引の既往がある症例でも premasseter space に手術侵襲が及んでいなければ施行可能である．Premasseter space にどの程度手術操作が及んでいるのかを評価して，慎重に適応を検討する．

---

* Akihiro ICHINOSE，〒658-0032　神戸市中央区楠町 7-5-2　神戸大学大学院医学研究科・神戸大学医学部附属病院美容外科，准教授

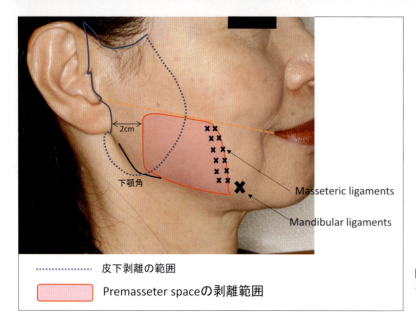

図 1.
デザイン

手術手技

1．SMAS 上の剥離

真皮直下にエピネフリン加 0.5％リドカイン溶液を片側で 20～30 ml 注入する．皮膚切開を行う．皮下剥離は，真皮にわずかに皮下脂肪織がつく層で剥離を行う．深い層で皮下脂肪織を剥離してしまうと，SMAS 下の剥離を行った際に SMAS 弁が薄くなり強く牽引することができない．筆者は 20 番メスを用いて皮下剥離を行う．皮膚を薄く剥離しても皮弁の組織侵襲が少なく一定の深さの面で綺麗な剥離が可能であるが，術者の慣れが必要である．電気メスで止血を十分に行う．

2．SMAS の切開

SMAS の耳前部前方約 2 cm の部位に，長さ 3 cm の切開を加える(図 2)．局所麻酔薬を SMAS の下に注入する．フェイスリフト剪刀で広頸筋まで切開を行い，さらに深部に剥離を進めて premasseter space に進入する．Premasseter space の下壁は咬筋の浅層を走行する顔面神経の直上に存在する薄い膜である．局所麻酔薬を注入しながら注意深く剥離を進めて同定する．初めにこの膜を正しく同定することができれば，premasseter space 内は粗な結合組織の腔であるためにその後の剥離は容易である．SMAS を切開した位置付近に耳下腺が存在することがある．もし耳下腺が確認できた時にはその腺体の薄い皮膜を傷付けないように注意深く前方に剥離を進める．腺体皮膜を傷付けると唾液瘻の原因となる．

3．Premasseter space の剥離

Premasseter space の下壁を同定したら，指で前方に鈍的剥離を行い腔の剥離を進める．Premasseter space の大部分で指での鈍的剥離が可能であるが，masseteric ligaments など母床から皮下に伸びる線維束に対してはよく確認して剪断が必要である(図 3)．Premasseter space 内には小さな血管が走行するぐらいで，大きな血管や顔面神経は走行しない．ただし，premasseter space の下壁であるごく薄い層(図 4)の直下にはしばしば顔面神経頬枝が走行するため丁寧な剥離操作が必要である．剥離のエンドポイントは，十分な SMAS・platysma 弁の可動性が得られるまでである．

A．剥離範囲

＜Premasseter space 上方＞

耳珠切痕と口角を結ぶラインまでを剥離する．Premasseter space 上方には強い retaining ligaments が存在しているために，指での剥離は不可能でありフェイスリフト剪刀での鈍的剥離を行う．ただし，retaining ligaments の上方には耳下腺管が走行し，損傷すると唾液瘻が生じるために特に注意を要する．耳珠切痕と口角を結ぶライン

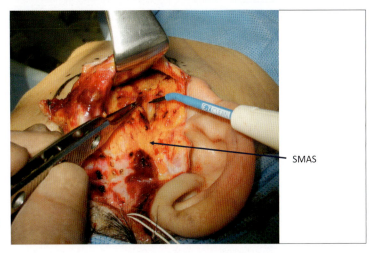

図 2.
SMAS/platysma の切開

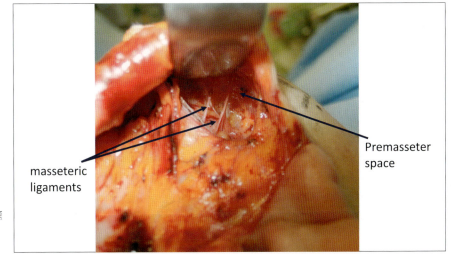

図 3.
Masseteric ligaments の確認・剪断

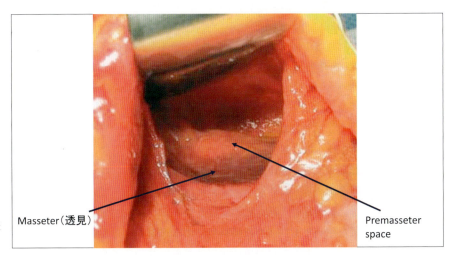

図 4.
Premasseter space の下床

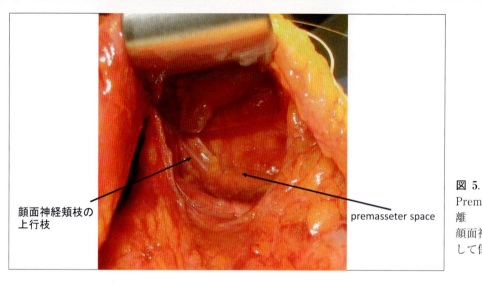

図 5.
Premasseter space 前方の剥離
顔面神経頬枝の上行枝を確認して保存する.

の下までならば耳下腺管の損傷の危険性は少ない.

　＜Premasseter space 下方＞
　下顎縁まで剥離する.後方は下顎角付近である.Premasseter space の下顎縁付近は比較的粗な部分であり剥離は容易であるが,一部強い結合織が存在するのでフェイスリフト剪刀を用いて注意深く剥離する.下顎縁付近を十分に剥離することで広頸筋の可動性が増加するため,cranial suspension などの頸部の引き締め効果も増強される.顔面神経下顎縁枝が下顎角の上方に存在するが,premasseter space の層を正しく剥離するならば損傷する危険は少ない.

　＜Premasseter space 前方＞
　咬筋前縁付近まで premasseter space の剥離を行う.咬筋前縁付近には細い masseteric ligaments が何本も存在するため,剪断しながら剥離を進める.Masseteric ligaments は,口輪筋や笑筋に分布する顔面神経頬枝と区別がつきにくいことが多い(図 5).神経刺激装置を用いて顔面神経頬枝を確認しつつ masseteric ligaments を切断しながら剥離を進める.ただし,premasseter space の最前方では口輪筋や笑筋付近の剥離となり,神経刺激装置を用いても筋体の直接刺激による反応と紛らわしいため顔面神経の確認同定はさらに難しくなる.特にアジア人では masseteric ligaments が強靱なことが多く,premasseter space の最前方まで剥離しないと十分な SMAS 弁の可動性が得られない.顔面神経を確実に同定しながら mandibular ligament の手前まで,十分な SMAS 弁の可動性が得られるまで剥離を進める(図 6).

4．SMAS 弁の牽引・固定
　SMAS 弁の牽引・固定を 2-0 ブレードナイロンを用いて行う(図 7)(※cranial suspension などと組み合わせる場合には先に下顎角まで通糸を行っておく).SMAS 弁を顔の縦軸の上方 60°の方向に牽引して,2-0 ブレードナイロンを用いてマットレス状に耳下腺筋膜に 3 針固定する.強い牽引を行うには SMAS 弁を厚く作成しておく必要がある.左右の牽引の強さを合わせる必要があるが,左右とも同じ厚さの SMAS 弁が作成できたならば,牽引後に大きな左右差は生じない.

5．閉　創
　牽引部の若干の皮膚の引き攣れ・凸凹は術後に消退するために処置を必要としないが,あまり目立つ場合には引き攣れている皮膚を外すようにフェイスリフト剪刀でわずかに皮下を追加剥離する(図 8).Cranial suspension などと組み合わせている場合にはその手術操作を行う.止血を確認する.余剰皮膚は顔の縦軸の向きに引き挙げて必要なだけ切除するが,全く皮膚にテンションがかからないようにして閉創し,ペンローズドレーンを留置する.生理食塩水による皮下の洗浄を行い,圧迫ドレッシングをして手術を終了する.

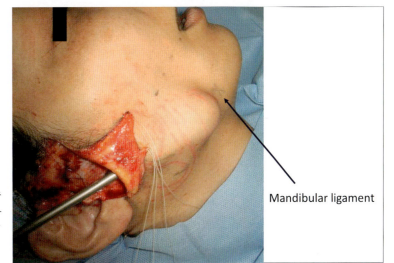

図 6.
剥離範囲の確認
前下方の mandibular ligament の手前まで剥離を行い，SMAS・platysma の可動性が増加していることを確認する．

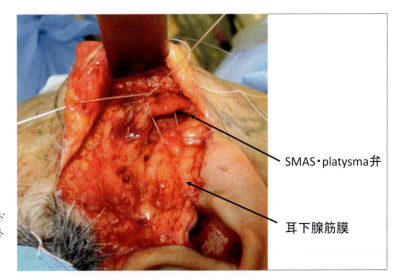

図 7.
SMAS・platysma 弁の牽引固定
SMAS・platysma 弁を 2-0 ブレードナイロンで耳下腺筋膜に 3 針マットレス状に牽引固定する．

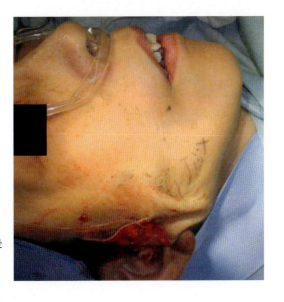

図 8.
SMAS・platysma 弁の牽引・固定後 jowl が強く牽引されている．

まとめ

Premasseter space 剥離および牽引の手術手技について解説した．SMAS・platysma は premasseter space の剥離を追加することで可動性が増加するため牽引の効果が高くなり，長期間持続する頬部・フェイスライン・頸部の除皺が可能である．Premasseter space 内は全体に粗な結合織で構成されており剥離操作が容易であり，血管が少ないため出血が少なく，腔内には顔面神経などの重要な神経は走行しないために合併症の危険が少ないことが Mendelson らにより報告されている[1]．Premasseter space の剥離範囲であるが，上方は耳珠切痕と口角を結ぶラインまで，下方は下顎縁まで，前方は咬筋前縁付近までである．剥離のエンドポイントは，十分な SMAS・platysma 弁の可動性が得られるまでであり，神経刺激装置で確認するなどして顔面神経損傷を回避しながら masseteric ligaments の剪断を行う．本術式の合併症であるが，premasseter space は顔面神経頬枝や耳下腺幹に近接しているため，これらの副損傷の可能性はゼロでなく，自験例でも一過性の顔面神経麻痺や唾液瘻を経験している[2]．いずれも重度の合併症ではないが，ダウンタイムの延長や患者満足度の低下の原因となる．Premasseter space の剥離を行う場合には，合併症を避けるためにその手術解剖を熟知して予防策をとり，合併症が生じた際への対策を講じておく必要がある．本術式は，除皺効果は高いが原則的に生涯に一度しかできない．Premasseter space 付近の手術操作の結果 SMAS 下が癒着しているような症例では安全に剥離することが難しくなるためである．すなわち，若い時期に sub-SMAS facelift を行った症例では，中年齢以降に顔面骨の痩せによる SMAS・platysma の弛緩が生じた場合に効果的な除皺が難しい．比較的若い症例では支持靱帯が強いために sub-SMAS facelift が有用とする意見はあるが，アンチエイジングの生涯計画を考えるとその実施対象年齢は 50〜70 歳頃が有利ではないかと考える．

参考文献

1) Mendelson, B. C., et al.：Surgical anatomy of the lower face：the premasseter space, the jowl, and the labiomandibular fold. Aesthetic Plast Surg. **32**：185-195, 2008.
2) 一瀬晃洋：【顔面美容外科の合併症と治療】頬部フェイスリフト方法の選択と合併症回避のコツ．形成外科．**56**：1049-1060, 2013.

好評書籍

超アトラス 眼瞼手術
―眼科・形成外科の考えるポイント―

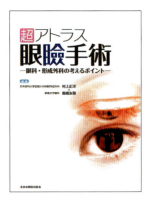

編集　日本医科大学武蔵小杉病院形成外科　村上正洋
　　　群馬大学眼科　鹿嶋友敬

B5判／オールカラー／258頁／定価　本体9,800円＋税
2014年10月発行

形成外科と眼科のコラボレーションを目指す，意欲的なアトラスが登場！眼瞼手術の基本・準備から，部位別・疾患別の術式までを盛り込んだ充実の内容．計786枚の図を用いたビジュアルな解説で，実際の手技がイメージしやすく，眼形成の初学者にも熟練者にも，必ず役立つ1冊です．

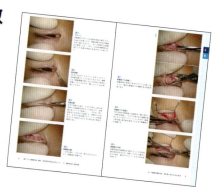

目次

I 手術前の[基本][準備]編―すべては患者満足のために―
　A まずは知っておくべき「眼」の基本
　　　―眼科医の視点から―
　B おさえておきたい眼瞼手術の基本・準備のポイント
　　　―形成外科医の視点から―
　C 高齢者の眼瞼手術における整容的ポイント
　　　―患者満足度を上げるために―
　D 眼瞼手術に必要な解剖
　E 眼瞼形成外科手術に必要な神経生理

II 眼瞼手術の[実践]編
　A 上眼瞼の睫毛内反
　　　上眼瞼の睫毛内とは
　　　埋没縫合法
　　　切開法（Hotz変法）
　B 下眼瞼の睫毛内反
　　　下眼瞼の睫毛内反とは
　　　若年者における埋没法
　　　若年者における Hotz 変法
　　　退行性睫毛内反に対する Hotz 変法（anterior lamellar repositioning）
　　　Lid margin split 法
　　　牽引筋腱膜の切離を加えた Hotz 変法
　　　内眥形成
　C 下眼瞼内反
　　　下眼瞼内反とは
　　　牽引筋腱膜縫着術（Jones 変法）
　　　眼輪筋短縮術（Wheeler-Hisatomi 法）
　　　Lower eyelid retractors' advancement（LER advancement）
　　　牽引筋腱膜縫着術と眼輪筋短縮術を併用した下眼瞼内反手術

　D 睫毛乱生・睫毛重生
　　　睫毛乱生・睫毛重生とは
　　　電気分解法
　　　毛根除去法
　　　Anterior lamellar resection（眼瞼前葉切除）
　E 上眼瞼下垂
　　　上眼瞼下垂とは
　　　Aponeurosis を利用した眼瞼下垂手術
　　　Muller tuck 法（原法）
　　　CO_2 レーザーを使用した眼瞼下垂手術（extended Muller tuck 宮田法）
　　　Aponeurosis とミュラー筋（挙筋腱膜群）を利用した眼瞼下垂手術
　　　眼窩隔膜を利用した眼瞼下垂手術（松尾法）
　　　若年者に対する人工素材による吊り上げ術
　　　退行性変化に対する筋膜による吊り上げ術
　　　Aponeurosis の前転とミュラー筋タッキングを併用した眼瞼下垂手術
　F 皮膚弛緩
　　　上眼瞼皮膚弛緩とは
　　　重瞼部切除（眼科的立場から）
　　　重瞼部切除（形成外科的立場から）
　　　眉毛下皮膚切除術
　G 眼瞼外反
　　　下眼瞼外反とは
　　　Lateral tarsal strip
　　　Kuhnt-Szymanowski Smith 変法
　　　Lazy T & Transcanthal Canthopexy

コラム
　眼科医と形成外科医のキャッチボール

全日本病院出版会

〒113-0033　東京都文京区本郷 3-16-4　Tel：03-5689-5989
http://www.zenniti.com　　　　　　　Fax：03-5689-8030

お求めはお近くの書店または弊社ホームページまで！

◆特集／フェイスリフト 手術手技アトラス

ダウンタイムを低減した short-scar フェイスリフト： MACS リフト

渡辺　頼勝*

Key Words：フェイスリフト（facelift），MACS リフト（Minimal Access Cranial Suspension facelift；MACS），低侵襲（minimally invasive），顔面若返り（facial rejuvenation）

手技の要旨・ポイント　MACS リフトは，局所麻酔で施行可能なこめかみ部から耳垂までの short-scar フェイスリフトであり，SMAS は 2～3 本の 2-0 吸収糸で引き上げ巾着縫合され，側頭筋膜に固定される．法令線が浅く頬部脂肪を挙上する必要がない場合（単純 MACS），SMAS は垂直ループと，斜めループで引き上げられる．法令線が深く頬部脂肪を挙上する必要がある（拡大 MACS）場合，加えて 3 本目の糸である頬ループで SMAS は引き上げられる．皮膚の redraping は，皮膚を頭側垂直方向に引き上げることが重要であり，耳垂後部に皮膚余剰が生じない方向とする．皮膚縫合にあたり，こめかみ部に dog-ear が生じる場合は，頭側に皮膚切開を延長するか，瘢痕が目立たないもみ上げ部の縫合で調整して解消を図る．

はじめに

　日本人は，同じ東洋でも大陸の中国・韓国人とは異なり，美容外科手術に対し，やや消極的と言われるが，これには今なお社会的に美容外科手術に対するネガティブイメージが根強いことが関係している．しかし，最近では，中年以降の日本人の多くの美意識も変化しつつあり，顔の若返り治療を希望する者は多く，これらのニーズを満たす治療が求められている．中程度までの顔のたるみに対しては，ダウンタイムの少ない様々な美容皮膚機器が広く用いられている．一方，中程度以上のあるいはよりしっかりとしたたるみの治療としてはダウンタイムのある外科治療としてのフェイスリフトが適応となるが，実際にはある程度のダウンタイムを容認しても効果のあるフェイスリフトを希望する者が中年以降に多くみられる傾向にある．

　このような日本人のニーズに応えられるフェイスリフトの条件として，① 日帰り局所麻酔で可能なこと，② 侵襲・ダウンタイムができるだけ少ないこと，③ 手術効果が実感され持続されること，④ 手術したことが周囲にわかりにくいこと，⑤ 自然な若返り効果が得られること，などが挙げられる．

　MACS リフト（MACS；Minimal Access Cranial Suspension facelift）は，局所麻酔で施行可能な皮膚切開範囲が側頭こめかみ部から耳垂までの short-scar フェイスリフトとして，2002 年，Tonnard と Verpaele らにより報告された．SMAS（superficial musculoaponeurotic system tissues）は，2～3 本の糸をかけて引き上げ巾着縫合（purse-string suture）され，深側頭筋膜に固定される方法である．SMAS の引き上げ方向は，垂直方向であるため挙上効率がよく，余剰皮膚は耳垂後部側ではなく耳介側頭部側に生じるため，皮膚切開は耳垂後部に至ることなく，また，自然な引き上げ効果の持続が期待される．

---

* Yorikatsu WATANABE，〒164-8541　東京都中野区中野 4 丁目 22-1　東京警察病院形成・美容外科，医長

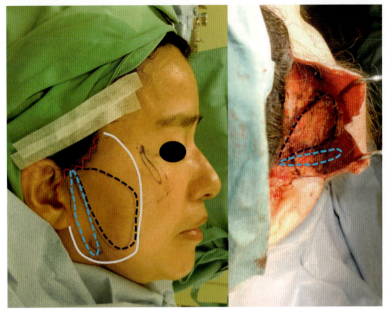

図 1. 法令線が浅く頬部脂肪を挙上する必要がない場合の単純 MACS リフトのデザイン(白実線は剝離範囲,水色点線は垂直ループ,青点線は斜めループ)

手術方法の要点

1. 麻酔法

手術時間を 2 時間半～3 時間を目安にした場合には,以下の鎮静薬および局所麻酔薬にて術中鎮静,鎮痛のコントロールは良好である.

静脈ルート確保の上,以下の術前・術中の抗不安・鎮静薬を使用する.

① 入室時にミダゾラム(ドルミカム®)5 mg を筋注し,消毒,布かけ,皮膚切開デザイン後,② 局所麻酔注射直前にジアゼパム(ホリゾン®)5 mg をゆっくり静注する.

2. 皮膚切開-皮膚剝離範囲のデザイン

皮膚切開デザインは,眉毛外側レベルのこめかみ部生え際より 2 mm ほどの毛髪内から始まり,もみあげを残すようにもみあげ形態に沿って 1 辺 3～4 mm ほどのジグザグラインから,耳前部に至り,耳珠後方を回り,耳垂部のやや後方に至るラインとする.

頬部脂肪を挙上する必要がない(単純 MACS)場合(図 1),皮膚剝離範囲は,下顎角より 1～2 cm 尾側から,耳前部から約 3 横指(5 cm 程度)鼻側を通って,頬骨隆起より耳側を通りこめかみ部に至る.

頬部脂肪を挙上する必要がある(拡大 MACS)場合(図 2),皮膚剝離範囲は,下顎角より 1～2 cm 尾側から,耳前部から約 3 横指(5 cm 程度)鼻側を通って,頬骨隆起より鼻側を通りこめかみ部に至る.

局所麻酔薬は,以下の薬剤を,以下の順番にて混合したものを使用する. ① エピネフリン加 1%塩酸リドカイン(1%キシロカイン®E)40 ml,② 0.75%ロピバカイン(0.75%アナペイン®)30 ml,③ 生理食塩水 30 ml,④ 7%炭酸水素ナトリウム 6 ml(メイロン®).

片側に局所麻酔薬を 40 cc ずつ皮下注射する.

3. 脂肪吸引

日本人の顔面皮膚は欧米人と比較すると厚く,皮下脂肪も多いとされている.Short-scar でのフェイスリフト効果を高め,その効果を長持ちさせるためには,特に下顎下縁,jowl,オトガイ下部～頚部正中にかけて沈着している皮下脂肪を吸引することは重要であり,ほぼ全例において脂肪吸引を行っている.

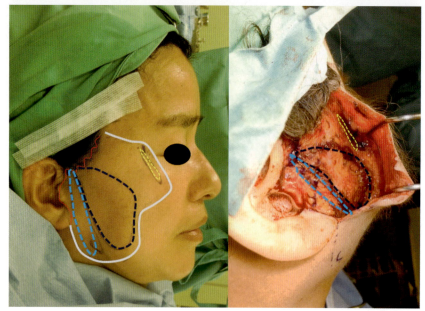

図 2. 法令線が深く頬部脂肪を挙上する必要がある場合の拡大 MACS リフトのデザイン（白実線は剝離範囲，水色点線は垂直ループ，青点線は斜めループ，黄色点線は頬ループ）

　下顎下縁，jowl，オトガイ下部～頚部正中の皮下脂肪の脂肪吸引を同時に行う場合には，①乳酸リンゲル液（ラクテック®など）200 ml と②エピネフリン加 1%塩酸リドカイン（1%キシロカイン® E）20 ml を混合した Tumescent 液を吸引予定範囲の皮下に適宜注射する．

　脂肪吸引は，通常，耳垂後部の皮膚切開予定部に小切開を加え，ここより直径 2.5 mm 以下のカニューラを用い，下顎下縁，jowl，オトガイ下部，頚部の SMAS より上のレベルで丁寧に行う．オトガイ下部-頚部正中の脂肪が多い場合は，オトガイ下部に小切開を加え，ここからも脂肪吸引を追加する．

4．皮膚切開-皮弁挙上

　もみあげのジグザグラインを含めた毛髪内の切開では，瘢痕部への発毛をなるべく促すため，メスを皮膚に対して頭側に倒して，皮膚面から約 30°傾けた毛包斜切開とする．皮膚剝離範囲は SMAS 上で行うが，剝離レベルは頭側切開より毛根にやや脂肪組織がつく程度の厚さを目安にすると，皮弁の厚さが丁度よい．したがって，皮弁挙上は皮膚切開を加えた後，頭側より開始すると皮弁挙上が容易である．ある程度皮弁挙上が進んだら，メッツェンバウム鋏やフェイスリフト用鋏を用いて，ブラインド操作で剝離を進めると早いが，フェイスリフトの合併症で一番多い皮下血腫の予防の観点から，日帰り手術の本法では，目視で確認しながら逐次止血しつつ，剝離をする方が手間がかかるが安全な手技として推奨される．また，こちらの方が，術後腫脹が少ない印象がある．

　尾側は，下顎角部を 1～2 cm 越えたところまで剝離を行う．このレベルまで剝離すると，SMAS は広頚筋に移行していることが確認される．

　頬部の剝離は，耳前部から約 5 cm 程度に止めておくが，これはこれより鼻側では，SMAS も疎になりがちであり，何よりも顔面神経の各分枝が，耳下腺前縁から浅層に出てくるためでもある（図 1，2）．

5．巾着縫合による SMAS の引き上げ固定

　法令線が浅く頬部脂肪を挙上する必要がない（単純 MACS）場合（図 1），垂直ループと斜めループを深側頭筋膜に固定するために，頬骨弓より頭側で浅側頭動静脈より耳側の SMAS に 5 mm 程度の小窓を作成する．小窓作成予定場所に局所麻

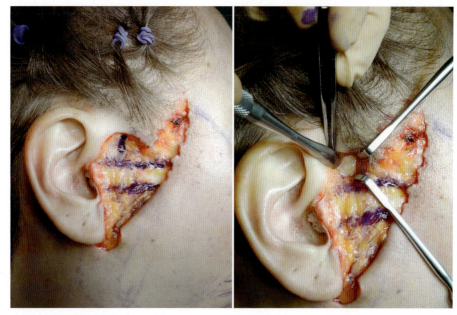

図 3.
耳前部の側頭筋膜上での小窓の作成

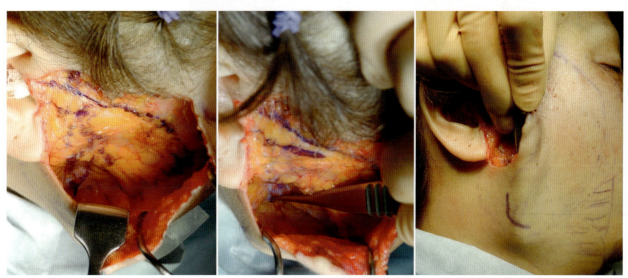

図 4. 垂直ループのデザイン
ループの折り返しは，下顎角より尾側 1 cm のところの広頚筋とする．鑷子はループの折り返しにあたる広頚筋をつかんでいる．

酔を 5 cc ほど側頭筋膜下までしっかり注射した後，浅側頭動静脈に注意しつつ，鋏で側頭筋膜に達し，側頭筋膜上を直径 1 cm ほど剝離する(図3).

この小窓から，SMAS 上に垂直ループと斜めループをそれぞれデザインする．

垂直ループは，頚部-下顎下縁の SMAS を巾着縫合により垂直方向に引き上げ固定するため，小窓(図3)から下顎角部に向かい角部より尾側 1 cm のところから折り返して小窓に戻るラインとする(図1, 2, 4).

斜めループは，下顎下縁の jowl から口角外側周囲の SMAS を巾着縫合によりやや斜め上方に引き上げ固定するため，小窓(図3)から前下方のjowl に向かい口角周囲を引き上げる効果を出すように O 型の形態をとりながら小窓に戻るラインとする(図1, 2).

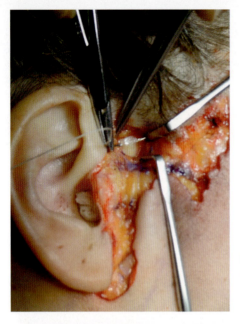

図 5.
巾着縫合による SMAS の引き上げ固定 1
垂直ループを深側頭筋膜にかけたところ

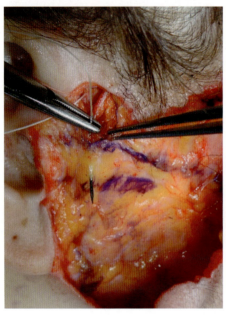

図 6.
巾着縫合による SMAS の引き上げ固定 2
1 針あたり長さ 1 cm, 深さ 0.5 cm の SMAS
をすくうように糸をかける.

　垂直ループの糸は 2-0 PDS を用いて, まず針糸を小窓から深側頭筋膜にかけた後(図 5), デザインに沿って, 1 針あたり長さ 1 cm, 深さ 0.5 cm の SMAS をすくうように糸をかけていき(図 6), しっかりと下顎角部より尾側の SMAS-広頚筋を拾った後(図 7), 同様に折り返してきて, 再度小窓の深側頭筋膜に戻ってくる(図 8). 2-0 PDS の針部分を除いたのち, 糸の両断端を持って, 垂直方向に糸が切れない範囲で最大限に引き上げつつ交互に扱くことで, SMAS に次第に巾着効果がかかり SMAS が引き上げられた後, 5 回結紮する(図 9).

　続いて, 斜めループも, 同様に小窓からデザインに沿って針糸を通し, SMAS を引き上げ, 同様に固定する(図 10).

　法令線が深く頬部脂肪を挙上する必要がある(拡大 MACS)場合は, さらに眼窩外側の眼輪筋に縦方向に 1 cm の小窓を作成し, ここの骨膜に

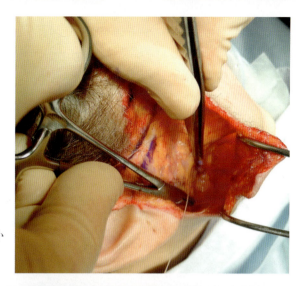

図 7.
巾着縫合による SMAS の引き上げ固定 3
下顎角部より尾側の SMAS-広頚筋にしっかり糸をかけて折り返す.

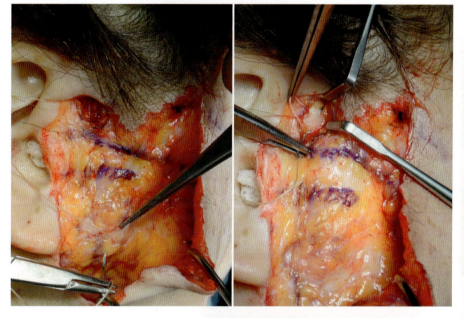

図 8.
巾着縫合による SMAS の引き上げ固定 4
折り返したら同様に,小窓の深側頭筋膜に戻ってくる.

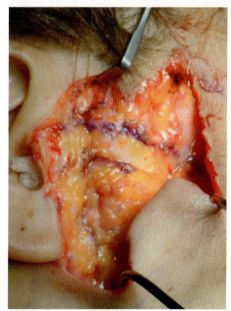

図 9.
巾着縫合による SMAS の引き上げ固定 5
垂直方向に糸が切れない程度に最大限に引き上げ,SMAS を巾着縫合する.

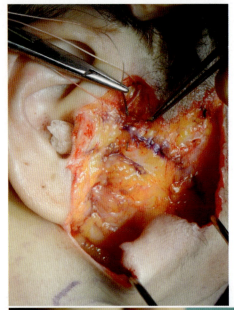
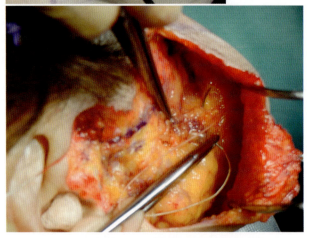

図 10. 巾着縫合による SMAS の引き上げ固定 6
斜めループも垂直ループ同様に小窓からデザインに沿って針糸を通し，SMAS を巾着縫合する．

4-0 バイクリルをかけて，尾側に向かって 1 針あたり長さ 1 cm，深さ 0.5 cm の SMAS をすくうように糸をかけていき，しっかりと頬部脂肪体を拾った後，同様に折り返してきて，再度小窓の眼窩外側骨膜に戻ってくる．垂直ループ，斜めループ同様に最大限に引き上げ固定する(図 2)．

これらの SMAS の巾着縫合で生じた SMAS の不整な隆起が過剰な場合は，一部鋏で切除する．糸の食い込みで生じた陥凹は，糸に沿ってさらに 4-0 バイクリルで連続縫合を行うことによって SMAS の引き締めを図りつつ，解消することができる(図 11)．また，側頭部の小窓と眼窩外側の小窓は，4-0 バイクリルで閉鎖することで，陥凹変形や縫合糸の結紮部を触知することを予防する(図 12)．

6．余剰皮膚切除

皮膚の redraping は，皮膚を頭側垂直方向に引き上げることが重要である．引き上げ方向には若干個人差はあるが，耳垂後部に皮膚余剰が生じない方向とする(図 13)．通常のフェイスリフトにおける皮膚の引き上げ方向では，耳垂後部に皮膚余剰が生じるため，耳後部まで皮膚切開が必要とな

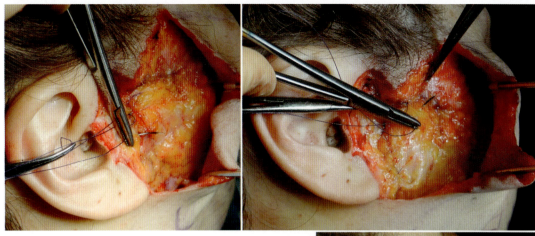

a	b
	c

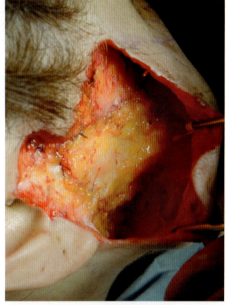

図 11.
巾着縫合による SMAS の引き上げ固定 7
各ループによる SMAS への食い込みや巾着縫合に伴う SMAS の不整は，4-0 バイクリルの連続縫合にて修正する．

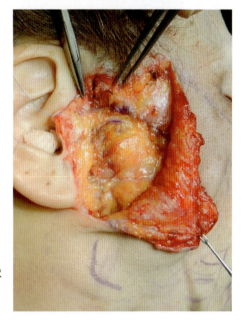

図 12.
巾着縫合による SMAS の引き上げ固定 8
耳前部の側頭筋膜上の小窓と眼窩外側の小窓は 4-0 バイクリルで閉鎖する．

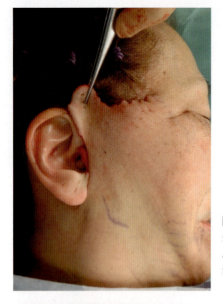

図 13.
余剰皮膚切除 1
皮膚の引き上げ方向は頭側垂直方向にかつ耳垂後部に皮膚余剰が生じない方向とする．

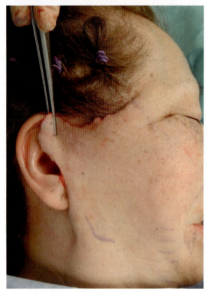

図 14.
余剰皮膚切除 2
通常のフェイスリフトにおける皮膚の引き上げ方向は斜め上方のため，耳垂後部に皮膚余剰が生じる．

り，またフェイスリフト効率は減弱する（図 14）．皮膚を適切な方向に引き上げた際に，頬部から下顎にかけての皮膚剝離面前縁に皮膚陥凹や不整が生じることがあるが，これらは鋏で陥凹，不整の周囲に皮下剝離を追加することで修正される．通常，皮膚余剰量は，耳前部からもみあげに移行するところで，最大になる（図 15）．まず，耳前部からもみあげ移行部を 4-0 バイクリルで仮固定し，もみあげから側頭部にかけての余剰皮膚を切除する．この際，皮膚切除は，先にジグザグ毛包斜切開した頭髪部の皮膚切開面に適合するように斜めに行う（図 16）．続いて，耳前部側の余剰皮膚を切除する．

7．閉　創

皮膚縫合にあたり dog-ear が生じる場合には，頭側では皮膚切開を延長するか，瘢痕が目立たないもみあげ部の縫合で解消を図る（図 17-a）．耳垂側では，耳垂後部に皮膚切開を延長し，dog-ear の解消を図る．閉創は，5-0 吸収糸で真皮縫合，7-0 ナイロンで皮膚縫合を行う．ペンローズドレーンを 1 本，耳垂下端から皮下に留置する（図 17-b）．

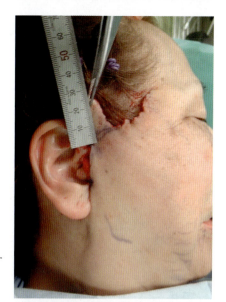

図 15.
余剰皮膚切除 3
皮膚余剰量は,耳前部からもみあげに移行するところで,最大になる.

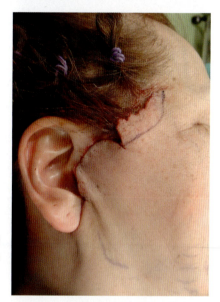

図 16.
余剰皮膚切除 4
もみあげから側頭部にかけての余剰皮膚を切除は,先にジグザグ毛包斜切開した頭髪部の皮膚切開面に適合するように斜めに行う.

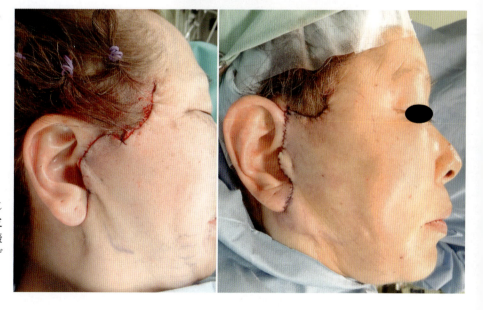

図 17.
余剰皮膚切除 5
皮膚に dog-ear が生じる場合には,頭側では皮膚切開を延長するか,瘢痕が目立たないもみあげ部の縫合で解消を図る.

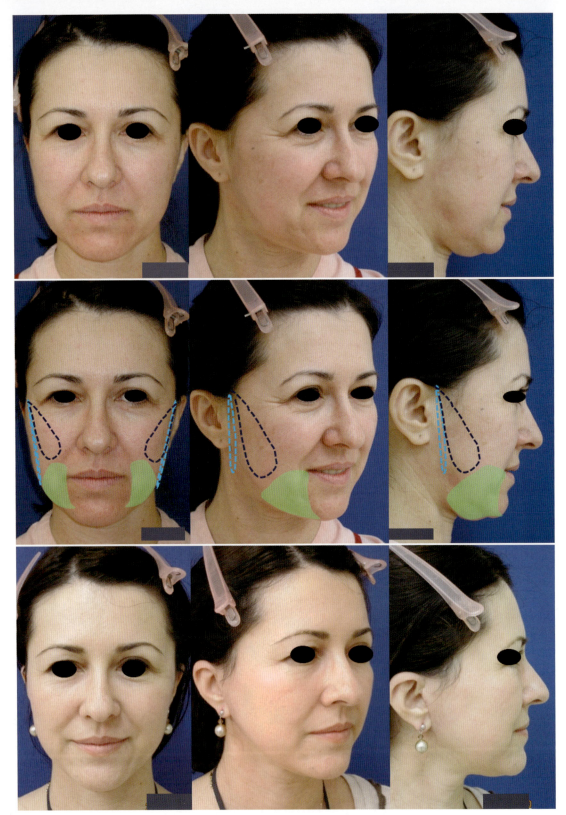

図 18. 症例1：46歳，女性
a：術前
b：手術デザイン．垂直ループ（水色点線）と斜めループ（青色点線）による単純MACSリフトおよび緑部分は脂肪吸引領域
c：術後6か月．自然な若返り効果が得られている．

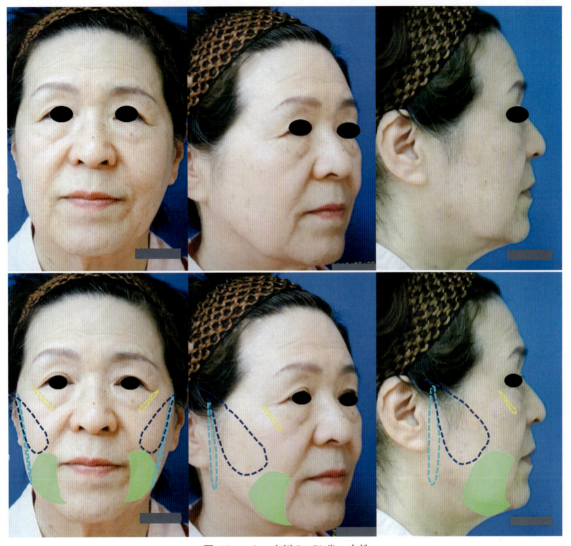

図 19-a, b. 症例 2：71 歳，女性
a：術前
b：手術デザイン．垂直ループ(水色点線)，斜めループ(青色点線)，頬ループ(黄色点線)による拡大 MACS リフトおよび緑部分は脂肪吸引領域

8．ドレッシング固定

創部全体を軽く圧迫するようにガーゼを包帯またはガーメントで固定する．

症　例

症例 1：46 歳，女性(図 18)

フェイスラインの下垂，jowl に対して，jowl から下顎頸部正中にかけての脂肪吸引および単純 MACS リフトを施行．術後 6 か月で自然な若返り効果が得られている．

症例 2：71 歳，女性(図 19)

フェイスからネックラインにかけての下垂，jowl，頬部脂肪の下垂による法令線の深化に対し，jowl から下顎頸部正中にかけての脂肪吸引および拡大 MACS リフトを施行した．術後 6 か月で自然な若返り効果が得られている．

まとめ

日本人に適したオフィスサージャリーとしてのフェイスリフトの条件は，①日帰り手術でも施行，②鎮静＋局所麻酔でも施行可能，③手術侵

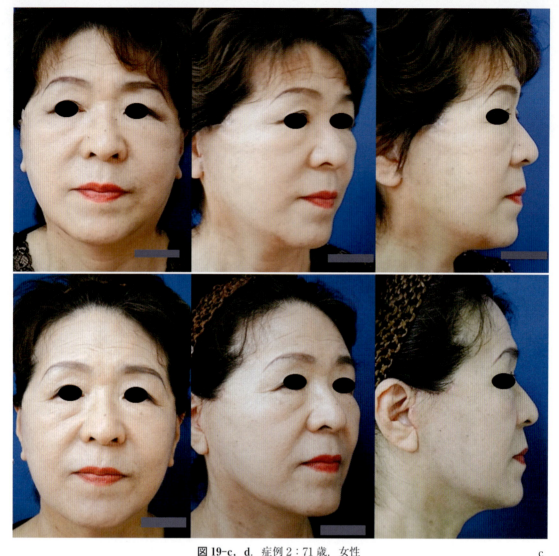

図 19-c, d. 症例 2：71 歳，女性
c：術後 2 日目．化粧も可能であるため内出血斑は目立たず，ダウンタイムは最小限であった．
d：術後 6 か月．自然な若返り効果が得られている．

襲・ダウンタイムが少ない，④ 手術の持続的効果が実感できる，⑤ 手術効果が周囲にわかりにくいが，自然な若返り効果がある，⑥ 血腫などの合併症リスクが最小限，⑦ 術後のドレッシングが簡便，⑧ 術後管理が自宅で可能，などが考えられる．

本 MACS リフトの特徴は，① 局所麻酔＋鎮静下で施行可能，② 日帰り手術，③ 手術瘢痕が最小限，④ 皮下剝離範囲が狭い，⑤ SMAS の引き上げ方向が垂直方向のため挙上効率がよい，⑥ 自然なリフト効果，⑦ 血腫などの合併症が少ない，⑧ 手術時間が比較的短い，⑨ 同時に脂肪注入や上下眼瞼形成術などの手術が施行できるためダウンタイムの集約が可能，などが挙げられる．

以上より，MACS リフトは，日本人のニーズに応えられるフェイスリフトである．

参考文献

1) Tonnard, P., Verpaele, A., et al.：Minimal access cranial suspension lift：a modified S-lift. Plast Reconstr Surg. 109：2074-2086, 2002.
   Summary　MACS リフトの初回論文．
2) Tonnard, P., Verpaele, A..：The Macs-Lift Short

Scar Rhytidectomy. Quality Medical Publishing Inc., Missouri, 2004.

Summary わかりやすく書かれた MACS リフトの教科書. 付属 DVD 動画で手術手技が学習できる.

3) Tonnard, P., Verpaele, A. : Short-Scar Face Lift : Operative Strategies and Techniques. Quality Medical Publishing Inc., Missouri, 2007.

Summary 2の続編. MACS リフトはじめ, 様々な Short-scar フェイスリフトおよび脂肪注入術などの追加手術についても書かれた教科書. 付属 DVD 動画で手術手技が学習できる.

スキルアップ！ニキビ治療 実践マニュアル

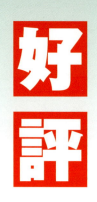

編集
赤松　浩彦
藤田保健衛生大学医学部教授

2015年5月発行
本体 5,200円＋税
B5判　154ページ
オールカラー

アダパレン外用による保険診療から，レーザー治療による自由診療，さらに患者に対する洗顔やメイクアップ指導の実際などについて項目別に詳説．2015年春に保険診療で使用可能となった過酸化ベンゾイルの最新トピックも含め，実臨床で役立つニキビ治療のエッセンスを余すことなく解説した実践書となっております．

目　次

《ニキビと診断するにあたって》
1．ニキビ（尋常性痤瘡）の臨床と診断……………………………赤松　浩彦
2．ニキビ（尋常性痤瘡）と鑑別すべき代表的な疾患
　1）集簇性痤瘡の臨床，診断と治療法……………………………黒川　一郎
　2）酒皶の臨床，診断と治療法……………………………………山﨑　研志
　3）新生児痤瘡の臨床，診断と治療法……………………………五十嵐敦之
　4）マラセチア毛包炎の臨床，診断と治療法……………………清　　佳浩
　5）ニキビダニ痤瘡（毛包虫性痤瘡）の臨床，診断と治療法……常深祐一郎

《ニキビと診断できれば》
3．発症機序を理解する……………………………………………黒川　一郎
4．本邦で可能なニキビ治療を知る………………………吉田　朋之，林　伸和
5．保険診療と自由診療
　【保険診療で何ができる？】
　1）アダパレン単独による外用療法をどう使う？………………谷岡　未樹
　2）抗菌薬単独による外用，内服療法をどう使う？……………渡辺　晋一
　3）漢方薬の内服療法をどう使う？………………………………小林　裕美
　4）併用療法をどう使う？…………………………………………小林　美和
　【自由診療で何ができる？】
　1）自由診療を行うときの注意点とコツ…………………………長濱　通子
　2）ケミカルピーリングをどう使う？……………………………山本　有紀
　3）光線治療・PDTをどう使う？…………………………………坪内利江子
　4）レーザー治療をどう使う？……………………………………川田　　暁
　5）経口避妊薬をどう使う？………………………………………相澤　　浩
　6）ビタミン薬外用療法をどう使う？……………………………池野　　宏
6．治療抵抗性のニキビへのアプローチ(1)痤瘡瘢痕／ケロイド……須賀　康
7．治療抵抗性のニキビへのアプローチ(2)大人のニキビ…………相澤　　浩
8．患者への説明
　1）化粧品をどう使う？（スキンケアからメイクアップまで）……白髭　由恵
　2）ニキビの悪化因子は？（食事，睡眠，メンタル面，掻破行動，自己治療など）
　　　　　　　　　　　　　　　　　　　　　　　　　　　小林　美咲
9．過酸化ベンゾイルに秘められた可能性………………………野本真由美
10．医師-患者関係の上手な築き方…………………………………丸口　幸也
11．ニキビ治療における医師とコメディカルの役割分担………関　　太輔
　コラム　日本痤瘡研究会の立ち上げと今後……………………林　伸和
　コラム　"アクネ／acne"という語の語源について……赤松　浩彦，朝田　康夫

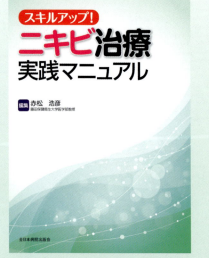

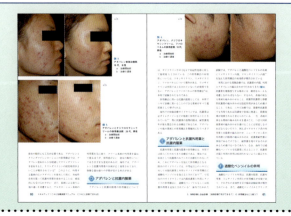

全日本病院出版会
〒113-0033　東京都文京区本郷 3-16-4　Tel:03-5689-5989
http://www.zenniti.com　　　　　　　　　Fax:03-5689-8030
おもとめはお近くの書店または弊社ホームページまで！

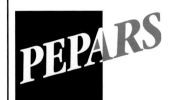

◆特集／フェイスリフト 手術手技アトラス
Forehead lift

広比 利次*

Key Words：内視鏡下眉毛挙上術（endoscopic browlift），前頭部除皺術（forehead rhytidectomy），生え際切開（anterior hairline incision），眼窩上神経（supraorbital nerve）

手技の要旨・ポイント 内視鏡手術では，眼窩上神経，滑車上神経周囲での丁寧な剥離に続き，骨膜切離に際して，剥離子で押し開きながら上下の骨膜断端間に十分なギャップを作ることが有効なリフト効果につながる．とりわけ眼窩上縁の外側では顔面神経側頭枝の走行を考慮しつつ，この操作を慎重にかつしっかりと行うことが肝要である．眉毛外側の挙上効果が足りない症例を多く経験している．固定方法はいろいろ報告されているが，切開創が最小限で，安価なチタンスクリューによる固定を行っている．
　前頭生え際皮膚切除術では，zig-zag 切開デザインであらかじめ皮膚切除量を決めて（通常 2〜2.5 cm），段差のない縫合を心掛ける．瘢痕が目立ちやすい側頭部（こめかみ）まで切開線を延長することはできる限り避けたい．

イントロダクション

前頭部の加齢症状の代表的なものとして，
1）前頭筋の緊張の低下に伴い眉毛下垂，上眼瞼のたるみを引き起こす
2）前頭筋を収縮させて眉毛を挙上し視野を確保しようとするため，額，眉間に皺が刻まれる
が挙げられる．これらを治療する際には的確な診断能力を要求され，症状の原因に応じた治療法を選択する必要がある．
　眼瞼下垂がある場合には，そちらの治療を優先することは言うまでもない．
　眉毛下垂を伴わない上眼瞼皮膚弛緩症では，上眼瞼除皺術，あるいは眉毛下皮膚切除術が適応となる．一方，眉毛下垂を伴う上眼瞼皮膚弛緩症，または閉瞼時のリラックスした状態でも残存する前頭部，眉間の皺などを治療するには，前頭部除皺術が適応となる．
　筆者は頭頂部冠状切開法（帽状腱膜下剝離）を現在では行っていない．その理由としては，1）頭頂部の瘢痕，禿髪が目立つ，2）生え際が顕著に後退する，3）毛髪の密度が薄くなる，4）頭部に頑固なかゆみが持続する，などの合併症が少なくないためである．さらにこれらの合併症に対しては効果的な治療法がないため，本術式の適応には慎重にならざるを得ない．
　そこで現在では，① 内視鏡下除皺術と，② 前頭部毛髪生え際切開法の2つの術式を使い分けている．この2つの術式はその治療対象が明確に異なり，時に両者を併用することも必要である．
　眉毛下垂を伴う上眼瞼のたるみが主たる症状であり，額が広くない症例では内視鏡下除皺術を第一選択とする．一方，額の横皺が主たる症状であり，額が広い場合には，前頭部毛髪生え際切開法を第一選択とする．
　内視鏡下除皺術では主に上眼瞼のたるみ改善効果が長期的に及ぶ．前頭部毛髪生え際切開法は，皮下剝離により額の頑固な横皺の改善に有効である．
　2つの手術の組み合わせることにより，それぞれの術式の短所を補い合いながら顔面上部 1/3 の老化に対して効果的な治療効果を期待できる．

---

* Toshitsugu HIROHI，〒150-0022　東京都渋谷区恵比寿南 1-7-8　恵比寿サウスワン2階　医療法人社団秋芳会 リッツ美容外科東京院，院長

内視鏡下除皺術(骨膜下剥離)

全身麻酔下に手術は行われる．

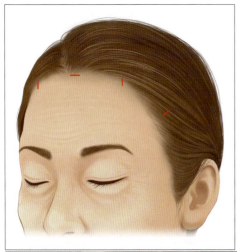

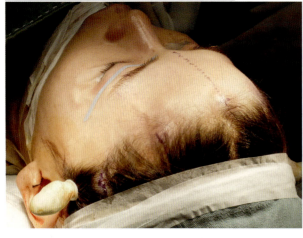

図 1.
切開線は5か所で，各々1 cmとする．
額の中央部と両側眉毛外側で頭側延長線上の3か所では，生え際ぎりぎり(非毛髪部)で切開する．毛髪内に入った瘢痕は目立つ可能性が高いことに留意する．
両側の側頭部は，こめかみ生え際から約1.5 cm入ったところで横切開(1 cm)とする．この部位は毛流により術後の瘢痕が隠れるため，毛髪内切開が優れている．

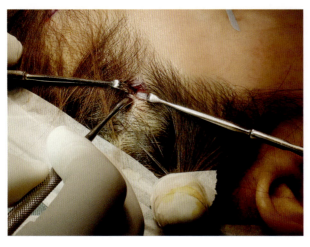

図 2.
右側頭部の切開から直下に白銀色に光る深側頭筋膜を確認する．

図 3.
剝離子を深側頭筋膜に押し付けるような操作で中央に向かって剝離を進め，temporal fusion line でやや抵抗を感じながら，前頭骨骨膜下に移行する．

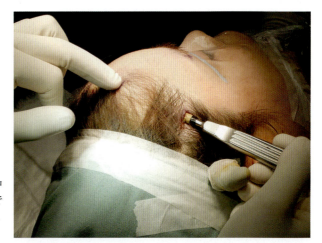

図 4.
隣接する切開線下に剝離子の先端を留置したまま，前頭骨から骨膜を含む皮膚軟部組織を浮かせた状態で，15 番メスで一気に骨膜下まで切開を加える．この操作により切開線周囲の骨膜は破砕されず温存される．このことは皮膚引き上げ固定の際に大変重要である．
同様に中央部，左側の操作を行う．

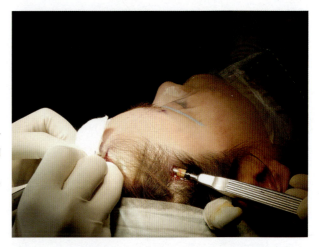

図 5.
眼窩上縁より 2~3 cm 上方までは，盲目的に骨膜下剝離を行う．稀ではあるが眼窩上神経・血管束が眼窩上縁から 1 cm ほど離れて骨から出現することもあり，術前に CT などで確認しておくとよい．いずれにせよ，安全のため早めに内視鏡下での剝離操作に移るべきである．

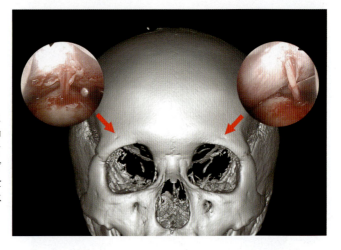

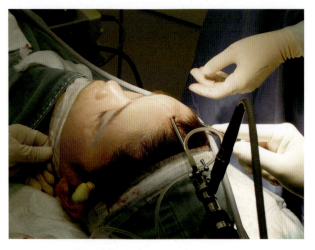

図 6.
中央部 3 か所の切開創を使い分けて内視鏡を挿入し，鏡視下に眼窩上縁まで剝離を続けるが，はじめは中央部で鼻根部まで剝離を行うのが安全である．

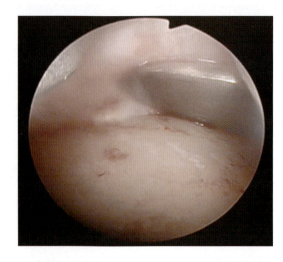

図 7.
眼窩上縁での剝離のコツは，剝離子の先端を梃子にして，骨膜を骨面から上に持ち上げるよう行う．骨膜を剝がすような操作は，眼窩上神経・血管束にダメージを与える可能性があり慎むべきである．

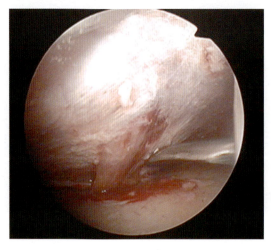

図 8.
左右の眼窩上神経・血管束を眼窩上縁で確認する．

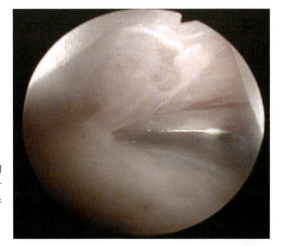

図 9.
側頭部(こめかみ)の剝離の際には，剝離子を毛髪内切開から挿入し，その先端を深側頭筋膜に強めに押し付けながら掃うような動作で剝離操作を行う．左右両手での操作が必要となり，慣れるまでは慎重に行う．

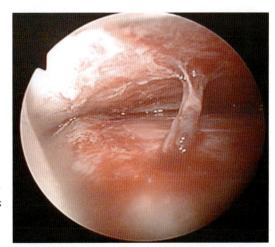

図 10.
眼窩上縁の外側の手前で sentinel vein が側頭筋膜を貫通しているのを確認し温存する．顔面神経側頭枝がそのすぐ外側を走行している目安として重要である．

図 11.
すべての剝離が終了したら，眼窩上縁での骨膜切離に移る．主に骨膜切離用の剝離子を使用し，眼窩上縁に沿って両側の眼窩外側(頬骨前頭突起)を越えて全長にわたり骨膜を切離する．その際に重要なことは，単に切離にとどまらず上下方向に切離部をストレッチして，骨膜断端間に十分なギャップを作ることである．この操作により眉毛挙上，上眼瞼皮膚の挙上効果が一層得られ，後戻りなどを防止できる．

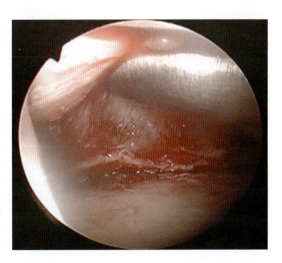

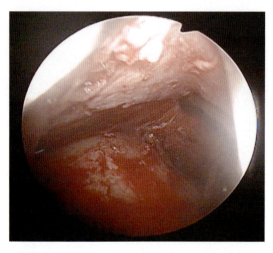

図 12.
眼窩上縁外側では，頬骨前頭突起の外側まで骨膜下剝離を行う．この部位での剝離が不十分なことが多く，眉毛外側の十分な挙上効果が得られなくなる．

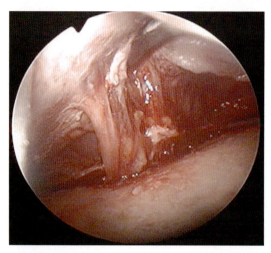

図 13.
骨膜剝離の際に最も注意すべき部位は，眼窩上神経・血管束であることは言うまでもない．様々なタイプの繊細な剝離子を使用し，神経を過伸展にしないよう愛護的に扱いながら，骨膜断端間に十分なギャップを作っていく．この部位での骨膜はやわらかく，操作は決して難しくはない．

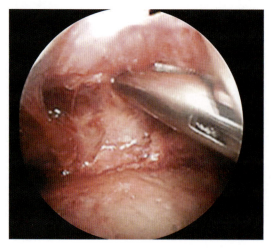

図 14.
眉間の縦皺を改善するためには，皺眉筋を切除する必要がある．把持鉗子にて筋肉をむしるように切除する．滑車上神経が数本走行しているが，損傷しないように注意深い操作が必要である．

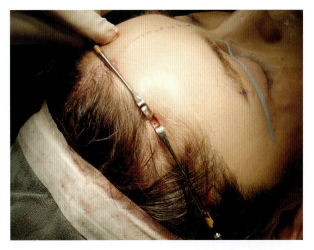

図 15.
骨膜切離後には，中央部 3 か所で皮膚の引き上げ固定を行う．その際に引き上げの目安として，生え際のオリジナルポジションにて骨孔をあけておくと引き上げ量の目安になる．また引き上げに先立って切開線より頭頂部側の骨膜下剝離を 5 cm ほど行うことにより，切開部位は十分の可動性が得られ，頭皮のたわみも緩和される．

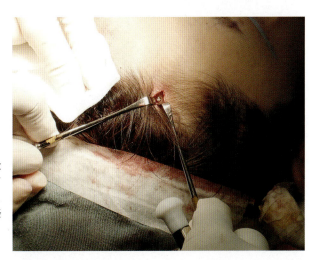

図 16.
助手のアシストのもと，切開創に小筋鉤をかけて最大限に頭頂部側に牽引させた状態で，骨孔をあけて直径 1.5 mm の 5 mm チタンスクリューを打つ．この最大限というのが大変重要であり，通常は生え際では 20 mm ほど後方に引き上げることになる．

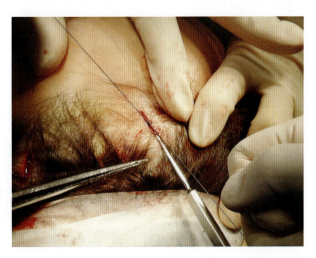

図 17.
切開創両端で，4-0 ナイロンでしっかり骨膜を含む軟部組織を全層に拾い，スクリューに縫合固定を行う．
その後は 7-0 ナイロンで閉創して，手術は終了する．

前頭部生え際切開法（皮下剥離）

静脈麻酔下に手術は行われる．

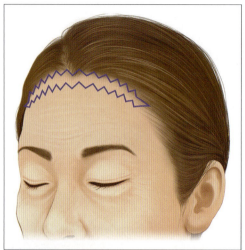

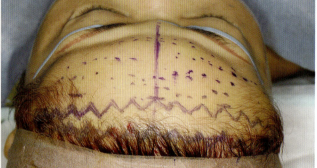

図 18．
術前に前頭部生え際に沿って，zig-zag 切開をデザインする．
皮弁は一辺 1.5 cm とし，後方の切開線は生え際ぎりぎりとする．皮膚切除幅はあらかじめ設定するが，一般的には 2〜2.5 cm が適当である．
側頭部の瘢痕は目立つ場合が多いため，筆者はほとんどの症例で切開線を前頭部に留める．額の横皺を治療目的とする場合にはこれで十分である．
一方，皺眉筋切除を要する症例では，内視鏡を使用して骨膜下にアプローチして皺眉筋を切除するか，眉毛下切開，上眼瞼切開などの補助切開を設けている．

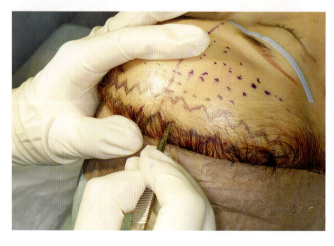

図 19．
局麻注入後，後方の切開創ではメスの刺入角度（毛包斜切開）に注意する．
生え際の毛髪の毛根を傷つけず温存するよう留意する．

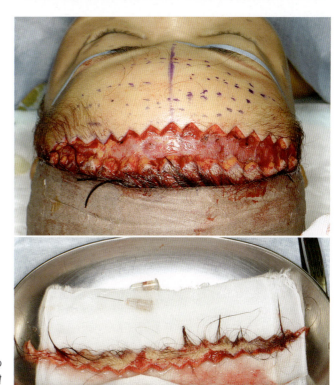

図 20.
前頭筋上で皮膚を予定量切除する．この部位の皮膚は前頭筋と疎な結合であるため，切除皮膚の断端をペアンなどで持ち上げてバイポーラーで止血しながら，容易に皮膚を切除できる．

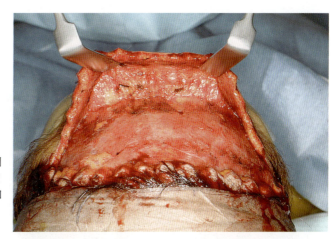

図 21.
次に尾側に向かい前頭筋上で剥離を行う．尾側の剥離範囲は，最下端の横皺を越えたところまで行えば十分である．前頭筋には何ら処置を加えない．

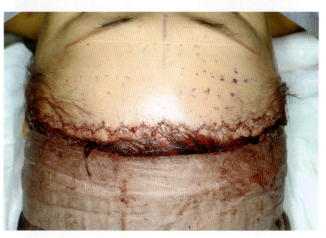

図 22.
あらかじめ皮膚切除デザイン時に各皮弁が1対1に対応しているので，閉創は容易である．真皮縫合は4-0 PDS，皮膚は6-0青ナイロンにて段差を生じないように連続縫合で行っている．

症 例

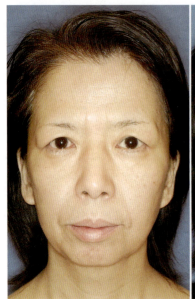 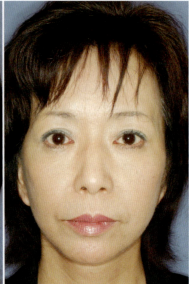 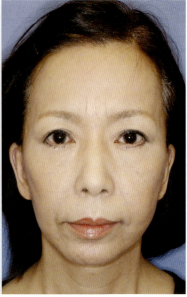

a. 術前　　　　　　　　　b. 術後 4 か月　　　　　　　c. 術後 9 年

図 23. 症例 1：54 歳，女性．内視鏡下眉毛挙上術（上眼瞼埋没法，頬フェイスリフト併用）
内視鏡下眉毛挙上術の効果は 9 年後（63 歳時）でも維持されている．特に重瞼線の幅，上眼瞼外側の皮膚のたるみ（lateral hooding）の改善効果は顕著である．

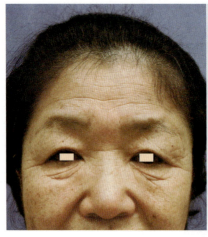 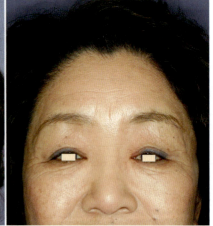

a. 術前　　　　　　　　　　　b. 術後 1 年 6 か月

図 24. 症例 2：64 歳，女性．内視鏡下眉毛挙上術（頬フェイスリフト併用）
術前診断では，上眼瞼の皮膚の弛みが強く，額の皺は中等度であった．内視鏡下眉毛挙上術を施行した．
術後，上眼瞼のたるみは顕著に改善しており，皺も中等度改善している．

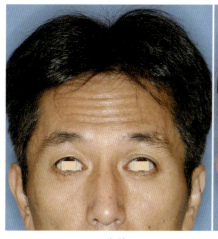
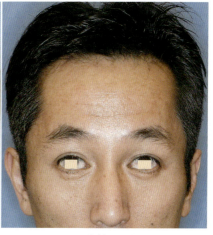

a. 術前　　　　　　　　　　　　　b. 術後9か月

図 25. 症例3：44歳，男性．内視鏡下前額除皺術（右上眼瞼埋没法併用）
術前診断では，眼瞼下垂(−)であるが，前頭筋は過緊張状態で額の横皺が顕著であった．
眉毛位置，額の広さは平均的であった．
男性患者であり，瘢痕を最優先に考えて内視鏡手術を選択した．
ただし眉毛位置を挙上しないよう眼窩上縁での骨膜切離は控えめに行った．
術後9か月，額の横皺は劇的に改善している．額はやや広がっているが，眉毛位置はほ
ぼ術前を維持している．

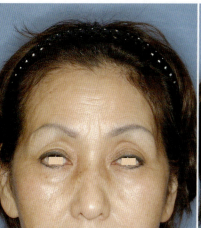
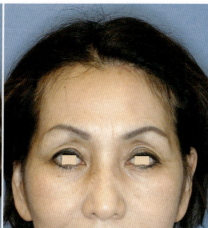
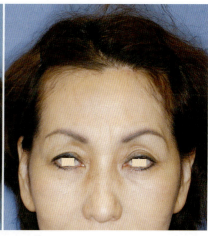

a｜b｜c　　**図 26**. 症例4：60歳，女性．前頭部生え際切開法（頬フェイスリフト併用）
術前の診断では，額はやや広めであり，眉毛位置は高いため，内視鏡の適応は除外した．生
え際切開で額を広げないように，額の横皺の改善を試みた．
術後9か月，額は広がることはなく，眉毛位置は術前と変わらずに横皺は改善している．
　a：術前
　b：術後3か月．生え際の傷跡はまだ赤みがあり，少し目立っている．
　c：術後9か月．生え際の傷跡はほぼ目立たなくなった．

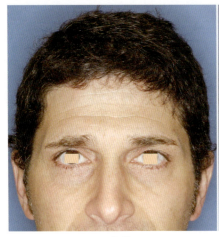

a. 術前　　　　　　　　　b. 術後 1 年 10 か月

図 27. 症例 5：40 歳，男性．内視鏡下眉毛挙上術（頬フェイスリフト併用）
本患者は外国人男性であり，眉毛下垂が強く上眼瞼のたるみの改善，また額の横皺の改善を希望した．男性患者であり，瘢痕を最優先に考え内視鏡手術を選択した．上眼瞼のたるみは改善し，額の皺も中等度改善している．

まとめ

額の皺，眉間の皺，上眼瞼のたるみ，などの改善のために前額除皺術を行う際には，手術適応を決定するために下に示す術前診断が重要である．

1. 閉瞼時（前頭筋をリラックスさせた状態）での額の皺：有／無
2. 眼瞼下垂：有／無
3. 額の広さ：広い／狭い／平均的
4. 眉毛の位置：高い／低い／平均的
5. 上眼瞼の皮膚のたるみ：有／無
6. 眉間の皺の改善：必要／不要

これらを総合的に判断して，患者の好みも聞き入れながら，術式を決定する．

手術の目的，適応は明確である．内視鏡手術では，額が広くない患者における眉毛下垂を伴う上眼瞼皮膚のたるみが治療対象となる．一方，生え際皮膚切除術は，額が狭くない患者における額の横皺が前頭筋を弛緩した場合にも残存することが適応となる．

個々の患者によって加齢症状は複雑に絡み合うが，この 2 つの術式を組み合わせることにより，前頭部除皺術の役割はほぼすべてを網羅する．

内視鏡手術の短所としては，その手技を習得するためのトレーニングが必要となる．長所としては，眉毛下垂，上眼瞼のたるみに対しては，低侵襲手術として長期的な結果を踏まえても効果的な術式と言える．

内視鏡機器一式を購入するのに以前はかなり高額であったが，現在は海外製品など安価で購入できるようになった．

内視鏡は，眉毛挙上術以外にも様々な美容外科手術で補助的役割として活躍し得るため筆者は大変重宝している．

ピン・ボード

日本頭頸部癌学会主催　第8回教育セミナーのご案内

日本頭頸部癌学会教育委員会委員長　　三浦　弘規

　日本頭頸部癌学会主催第8回教育セミナーを下記の要領で開催いたしますのでご案内申し上げます.

　会場は「ウェスティン都ホテル京都」で第41回日本頭頸部癌学会会場と同じ会場です. 第8回セミナーの各論は1) 肉腫と2) 舌以外の口腔と致しました. 本セミナー受講者には日本がん治療認定医機構の学術単位(3単位), また日本口腔外科学会専門医制度の資格更新のための研修単位(5単位)が与えられますので, 多数のご参加をお待ちしております. 日本耳鼻咽喉科学会専門医の方は学術集会参加票をお持ちください. 0.5単位が取得できます. また日本頭頸部外科学会主催頭頸部がん専門医申請資格の学術活動として認められます.

　諸事情によりセミナーDVD販売は今回からは行わないこととなりました.

　セミナー当日には翌日からの第41回日本頭頸部癌学会の受付等は行っておりません.

日　時：平成29年6月7日(水)　12：00〜17：00(予定)
会　場：ウェスティン都ホテル京都

　　　　〒605-0052　京都市東山区粟田口華頂町1(三条蹴上)

　　　　TEL：075-771-7111　　　URL：http://www.miyakohotels.ne.jp/westinkyoto/

内　容：テーマ1. 頭頸部癌総論　　テーマ2. 肉腫　　テーマ3. 舌以外の口腔

受講料：5,000円　「第8回教育セミナー」と明記の上, 下記口座にお振り込みください.

　　　　郵便振替口座　00120-2-72710

　　　　日本頭頸部癌学会

応募方法：原則当日受付は行いません. 席に余裕がある場合には受講のみは可能としますが, いかなる理由であっても当日受付での受講修了証の発行は致しませんのでご注意ください.

・本学会HP(http://www.jshnc.umin.ne.jp/)の申込用紙に必要事項をご記入の上,

　〒135-0033　東京都江東区深川2-4-11　一ツ橋印刷(株)学会事務センター内,

　日本頭頸部癌学会セミナー担当宛にお送りください.

　TEL：03-5620-1953　FAX：03-5620-1960

・参加費の振り込みが確認され次第, 参加受付証を郵送いたします.

・申し込み締め切りは平成29年5月26日(金)(必着)です. 先着順に受付いたします.

・参加資格：特に規定はありません(ただし, 一般の方は対象としておりません). 医師以外のメディカルスタッフの方も歓迎いたします. 医学生, 初期研修医, 医師以外のメディカルスタッフの方は, 参加費は無料ですがその場合, 指導教授(医)または本学会員の証明が必要です. 本学会HP内の案内に書式を掲載する予定です.

・定員：500名　なおHPからの事前登録はいたしません.

FAX による注文・住所変更届け

改定：2015 年 1 月

　毎度ご購読いただきましてありがとうございます．

　読者の皆様方に小社の本をより確実にお届けさせていただくために，FAX でのご注文・住所変更届けを受けつけております．この機会に是非ご利用ください．

◎ご利用方法

　FAX 専用注文書・住所変更届けは，そのまま切り離して FAX 用紙としてご利用ください．また，注文の場合手続き終了後，ご購入商品と郵便振替用紙を同封してお送りいたします．**代金が 5,000 円をこえる場合，代金引換便とさせて頂きます．**その他，申し込み・変更届けの方法は電話，郵便はがきも同様です．

◎代金引換について

　本の代金が 5,000 円をこえる場合，代金引換とさせて頂きます．配達員が商品をお届けした際に，現金またはクレジットカード・デビットカードにて代金を配達員にお支払い下さい(本の代金＋消費税＋送料)．(※年間定期購読と同時に 5,000 円をこえるご注文を頂いた場合は代金引換とはなりません．郵便振替用紙を同封して発送いたします．代金後払いという形になります．送料は定期購読を含むご注文の場合は頂きません)

◎年間定期購読のお申し込みについて

　年間定期購読は，1 年分を前金で頂いておりますため，代金引換とはなりません．郵便振替用紙を本と同封または別送いたします．送料無料，また何月号からでもお申込み頂けます．

　毎年末，次年度定期購読のご案内をお送りいたしますので，定期購読更新のお手間が非常に少なく済みます．

◎住所変更届けについて

　年間購読をお申し込みされております方は，その期間中お届け先が変更します際，必ずご連絡下さいますようよろしくお願い致します．

◎取消，変更について

　取消，変更につきましては，お早めに FAX，お電話でお知らせ下さい．

　返品は，原則として受けつけておりませんが，返品の場合の郵送料はお客様負担とさせていただきます．その際は必ず小社へご連絡ください．

◎ご送本について

　ご送本につきましては，ご注文がありましてから約 1 週間前後とみていただきたいと思います．お急ぎの方は，ご注文の際にその旨をご記入ください．至急送らせていただきます．2〜3 日でお手元に届くように手配いたします．

◎個人情報の利用目的

　お客様から収集させていただいた個人情報，ご注文情報は本サービスを提供する目的(本の発送，ご注文内容の確認，問い合わせに対しての回答等)以外には利用することはございません．

　その他，ご不明な点は小社までご連絡ください．

株式会社 全日本病院出版会

〒113-0033 東京都文京区本郷 3-16-4-7F
電話 03(5689)5989　FAX03(5689)8030　郵便振替口座 00160-9-58753

FAX 専用注文書

形成・皮膚 1704　　　年　　月　　日

○印	PEPARS	定価(税込)	冊数
	2017 年 1 月～12 月定期購読(No. 121～132；年間 12 冊)(送料弊社負担)	41,256 円	
	PEPARS No. 123 **実践！よくわかる縫合の基本講座** 増大号	5,616 円	
	PEPARS No. 111 **形成外科領域におけるレーザー・光・高周波治療** 増大号	5,400 円	
	PEPARS No. 100 **皮膚外科のための皮膚軟部腫瘍診断の基礎** 臨時増大号	5,400 円	
	バックナンバー(号数と冊数をご記入ください) No.		

○印	Monthly Book Derma.	定価(税込)	冊数
	2017 年 1 月～12 月定期購読(No. 252～264；年間 13 冊)(送料弊社負担)	40,932 円	
	MB Derma. No. 255 **皮膚科治療薬処方ガイド**—年齢・病態に応じた薬の使い方— 増刊号	6,048 円	
	MB Derma. No. 249 **こんなとき困らない 皮膚科救急マニュアル** 増大号	5,184 円	
	MB Derma. No. 242 **皮膚科で診る感染症のすべて** 増刊号	5,832 円	
	バックナンバー(号数と冊数をご記入ください) No.		

○印	瘢痕・ケロイド治療ジャーナル		
	バックナンバー(号数と冊数をご記入ください) No.		

○印	書籍	定価(税込)	冊数
	カラーアトラス 爪の診療実践ガイド	7,776 円	
	睡眠からみた認知症診療ハンドブック—早期診断と多角的治療アプローチ—	3,780 円	
	そこが知りたい 達人が伝授する日常皮膚診療の極意と裏ワザ	12,960 円	
	肘実践講座 よくわかる野球肘 肘の内側部障害—病態と対応—	9,180 円	
	みみ・はな・のど感染症への上手な抗菌薬の使い方	5,616 円	
	創傷治癒コンセンサスドキュメント—手術手技から周術期管理まで—	4,320 円	
	複合性局所疼痛症候群(CRPS)をもっと知ろう	4,860 円	
	カラーアトラス 乳房外 Paget 病—その素顔—	9,720 円	
	スキルアップ！ニキビ治療実践マニュアル	5,616 円	

○	書 名	定価	冊数	○	書 名	定価	冊数
	今さら聞けない！小児のみみ・はな・のど診療 Q&A I 巻	6,264 円			今さら聞けない！小児のみみ・はな・のど診療 Q&A I 巻	6,264 円	
	超アトラス眼瞼手術—眼科・形成外科の考えるポイント—	10,584 円			実践アトラス 美容外科注入治療	8,100 円	
	イチから知りたいアレルギー診療	5,400 円			イチからはじめる 美容医療機器の理論と実践	6,480 円	
	見落とさない！見間違えない！この皮膚病変	6,480 円			アトラスきずのきれいな治し方 改訂第二版	5,400 円	
	図説 実践手の外科治療	8,640 円			腋臭症・多汗症治療実践マニュアル	5,832 円	
	使える皮弁術　上巻	12,960 円			使える皮弁術　下巻	12,960 円	
	匠に学ぶ皮膚科外用療法	7,020 円			目で見る口唇裂手術	4,860 円	
	多血小板血漿(PRP)療法入門	4,860 円			すぐに役立つ日常皮膚診療における私の工夫	10,800 円	

お名前	フリガナ 　　　　　　　　　　　　　　　　　㊞	診療科
ご送付先	〒　　　－ □自宅　　□お勤め先	
電話番号		□自宅 □お勤め先

バックナンバー・書籍合計
5,000 円以上のご注文
は代金引換発送になります

—お問い合わせ先—
㈱全日本病院出版会営業部
電話 03(5689)5989

FAX 03(5689)8030

全日本病院出版会行

FAX 03-5689-8030

年　月　日

住 所 変 更 届 け

お名前	フリガナ	
お客様番号		毎回お送りしています封筒のお名前の右上に印字されております8ケタの番号をご記入下さい。
新お届け先	〒　　　　都道府県	
新電話番号	（　　　　　）	
変更日付	年　　月　　日より	月号より
旧お届け先	〒	

※ 年間購読を注文されております雑誌・書籍名に✓を付けて下さい。
- ☐ Monthly Book Orthopaedics（月刊誌）
- ☐ Monthly Book Derma.（月刊誌）
- ☐ 整形外科最小侵襲手術ジャーナル（季刊誌）
- ☐ Monthly Book Medical Rehabilitation（月刊誌）
- ☐ Monthly Book ENTONI（月刊誌）
- ☐ PEPARS（月刊誌）
- ☐ Monthly Book OCULISTA（月刊誌）

FAX 03-5689-8030

全日本病院出版会行

全日本病院出版会のホームページの
"きっとみつかる特集コーナー"をご利用下さい!!

◎学会売上好評書籍のご案内や関連特集本コーナーで欲しい書籍が見つかりやすくなりました。
◎定期雑誌の最新号や、新刊書籍の情報をすばやくお届けします。
◎検索キーワードの入力でお探しの本がカンタンに見つかる、便利な「検索機能」付きです。
◎雑誌・書籍の目次、各論文のキーポイントも閲覧できます。

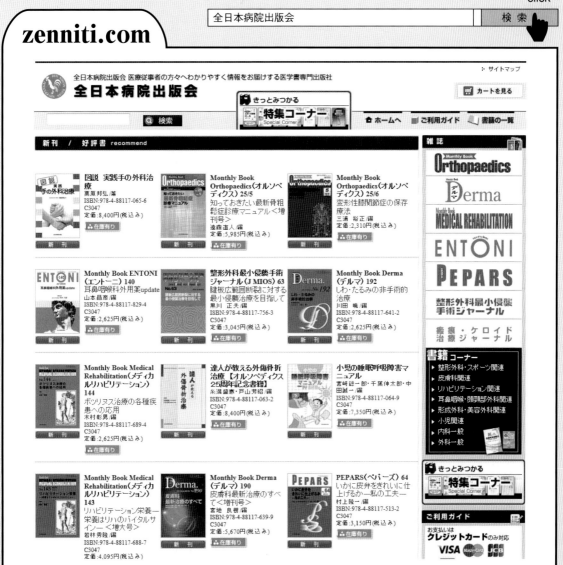

全日本病院出版会　〒113-0033 東京都文京区本郷 3-16-4　Tel:03-5689-5989
http://www.zenniti.com　Fax:03-5689-8030

PEPARS

2007 年
No. 14　縫合の基本手技　増大号
　　　　編集／山本有平

2010 年
No. 37　穿通枝皮弁マニュアル　増大号
　　　　編集／木股敬裕

2011 年
No. 51　眼瞼の退行性疾患に対する眼形成外科手術　増大号
　　　　編集／村上正洋・矢部比呂夫

2012 年
No. 61　救急で扱う顔面外傷治療マニュアル
　　　　編集／久徳茂雄
No. 62　外来で役立つ にきび治療マニュアル
　　　　編集／山下理絵
No. 66　Plastic Handsurgery 形成手外科
　　　　編集／平瀬雄一
No. 69　イチから始めるマイクロサージャリー
　　　　編集／上田和毅
No. 70　形成外科治療に必要なくすりの知識
　　　　編集／宮坂宗男
No. 71　血管腫・血管奇形治療マニュアル
　　　　編集／佐々木　了
No. 72　実践的局所麻酔—私のコツ—
　　　　編集／内田　満

2013 年
No. 73　形成外科における MDCT の応用
　　　　編集／三鍋俊春
No. 75　ここが知りたい！顔面の Rejuvenation
　　　　—患者さんからの希望を中心に—　増大号
　　　　編集／新橋　武
No. 76　Oncoplastic Skin Surgery
　　　　—私ならこう治す！
　　　　編集／山本有平
No. 77　脂肪注入術と合併症
　　　　編集／市田正成
No. 78　神経修復法—基本知識と実践手技—
　　　　編集／柏　克彦
No. 79　褥瘡の治療 実践マニュアル
　　　　編集／梶川明義
No. 80　マイクロサージャリーにおける合併症とその対策
　　　　編集／関堂　充
No. 81　フィラーの正しい使い方と合併症への対応
　　　　編集／征矢野進一

No. 82　創傷治療マニュアル
　　　　編集／松崎恭一
No. 83　形成外科における手術スケジュール
　　　　—エキスパートの周術期管理—
　　　　編集／中川雅裕
No. 84　乳房再建術 update
　　　　編集／酒井成身

2014 年
No. 85　糖尿病性足潰瘍の局所治療の実践
　　　　編集／寺師浩人
No. 86　爪—おさえておきたい治療のコツ—
　　　　編集／黒川正人
No. 87　眼瞼の美容外科 手術手技アトラス　増大号
　　　　編集／野平久仁彦
No. 88　コツがわかる！形成外科の基本手技
　　　　—後期臨床研修医・外科系医師のために—
　　　　編集／上田晃一
No. 89　口唇裂初回手術
　　　　—最近の術式とその中期的結果—
　　　　編集／杠　俊介
No. 90　顔面の軟部組織損傷治療のコツ
　　　　編集／江口智明
No. 91　イチから始める手外科基本手技
　　　　編集／高見昌司
No. 92　顔面神経麻痺の治療 update
　　　　編集／田中一郎
No. 93　皮弁による難治性潰瘍の治療
　　　　編集／亀井　譲
No. 94　露出部深達性熱傷・後遺症の手術適応と治療法
　　　　編集／横尾和久
No. 95　有茎穿通枝皮弁による四肢の再建
　　　　編集／光嶋　勲
No. 96　口蓋裂の初回手術マニュアル
　　　　—コツと工夫—
　　　　編集／土佐泰祥

2015 年
No. 97　陰圧閉鎖療法の理論と実際
　　　　編集／清川兼輔
No. 98　臨床に役立つ 毛髪治療 update
　　　　編集／武田　啓
No. 99　美容外科・抗加齢医療
　　　　—基本から最先端まで—　増大号
　　　　編集／百束比古
No. 100　皮膚外科のための皮膚軟部腫瘍診断の基礎　臨時増大号
　　　　編集／林　礼人

バックナンバー一覧

No. 101　大腿部から採取できる皮弁による再建
編集／大西　清
No. 102　小児の頭頚部メラニン系あざ治療のストラテジー
編集／渡邊彰二
No. 103　手足の先天異常はこう治療する
編集／福本恵三
No. 104　これを読めばすべてがわかる！骨移植
編集／上田晃一
No. 105　鼻の美容外科
編集／菅原康志
No. 106　thin flap の整容的再建
編集／村上隆一
No. 107　切断指再接着術マニュアル
編集／長谷川健二郎
No. 108　外科系における PC 活用術
編集／秋元正宇

2016 年
No. 109　他科に学ぶ形成外科に必要な知識
―頭部・顔面編―
編集／吉本信也
No. 110　シミ・肝斑治療マニュアル
編集／山下理絵
No. 111　形成外科領域におけるレーザー・光・高周波治療　増大号
編集／河野太郎
No. 112　顔面骨骨折の治療戦略
編集／久徳茂雄
No. 113　イチから学ぶ！頭頚部再建の基本
編集／橋川和信
No. 114　手・上肢の組織損傷・欠損 治療マニュアル
編集／松村　一
No. 115　ティッシュ・エキスパンダー法 私の工夫
編集／梶川明義
No. 116　ボツリヌストキシンによる美容治療 実践講座
編集／新橋　武

No. 117　ケロイド・肥厚性瘢痕の治療
―我が施設(私)のこだわり―
編集／林　利彦
No. 118　再建外科で初心者がマスターすべき 10 皮弁
編集／関堂　充
No. 119　慢性皮膚潰瘍の治療
編集／館　正弘
No. 120　イチから見直す植皮術
編集／安田　浩

2017 年
No. 121　他科に学ぶ形成外科に必要な知識
―四肢・軟部組織編―
編集／佐野和史
No. 122　診断に差がつく皮膚腫瘍アトラス
編集／清澤智晴
No. 123　実践！よくわかる縫合の基本講座　増大号
編集／菅又　章

各号定価 3,000 円＋税．ただし，増大号のため No. 14, 37, 51, 75, 87, 99, 100, 111 は定価 5,000 円＋税．No. 123 は 5,200 円＋税．
在庫僅少品もございます．品切の場合はご容赦ください．

（2017 年 4 月現在）

本頁に掲載されていないバックナンバーにつきましては，弊社ホームページ(http://www.zenniti.com) をご覧下さい．

click

全日本病院出版会　　　　　　　　検　索

2017 年 年間購読 受付中！
年間購読料　41,256 円(消費税込)(送料弊社負担)
(通常号 11 冊，増大号 1 冊：合計 12 冊)

次号予告

ブレスト・サージャリー 実践マニュアル

No.125（2017 年 5 月号）
編集／ブレストサージャリークリニック院長
岩平佳子

人工物による乳房再建：
- 一次二期再建に対するエキスパンダー
  - の留置………………………寺尾　保信ほか
- 二次二期再建におけるエキスパンダー
  - の留置………………………淺野　裕子
- インプラントの選択と挿入術…矢島　和宜

- 脂肪注入の乳房再建への応用……宇田　宏一
- 乳房再建の修正―その原因と問題点―
  - …………………………………岩平　佳子
- エキスパンダーと表皮除去皮弁による
  - 乳房再建…………………………梶川　明義
- 乳頭乳輪の再建…………………小宮　貴子ほか
- 広背筋皮弁による乳房温存術後の
  - 再建…………………………冨田　興一ほか
- 乳腺全摘出後の遊離穿通枝皮弁による
  - 乳房再建についてのアルゴリズム
  - …………………………………佐武　利彦ほか
- 乳房再建後の合併症と経過観察…梁　太一ほか

編集顧問：栗原邦弘　中島龍夫	
百束比古　光嶋　勲	No.124　編集企画：
編集主幹：上田晃一　大阪医科大学教授	倉片　優　クリニカ市ヶ谷院長
大慈弥裕之　福岡大学教授	

PEPARS　No.124

2017 年 4 月 10 日発行（毎月 1 回 10 日発行）
定価は表紙に表示してあります．
Printed in Japan

© ZEN・NIHONBYOIN・SHUPPANKAI, 2017

発行者　　末　定　広　光
発行所　　株式会社　全日本病院出版会
〒 113-0033 東京都文京区本郷 3 丁目 16 番 4 号
　　　電話（03）5689-5989　Fax（03）5689-8030
　　　郵便振替口座 00160-9-58753

印刷・製本　三報社印刷株式会社　　　電話（03）3637-0005
広告取扱店　㈱日本医学広告社　　　電話（03）5226-2791

- 本誌に掲載する著作物の複製権・翻訳権・上映権・譲渡権・公衆送信権（送信可能化権を含む）は株式会社全日本病院出版会が保有します．
- **JCOPY** ＜(社)出版者著作権管理機構　委託出版物＞
  本誌の無断複写は著作権法上での例外を除き禁じられています．複写される場合は，そのつど事前に，(社)出版者著作権管理機構（電話 03-3513-6969，FAX 03-3513-6979，e-mail: info@jcopy.or.jp）の許諾を得てください．
- 本誌をスキャン，デジタルデータ化することは複製に当たり，著作権法上の例外を除き違法です．代行業者等の第三者に依頼して同行為をすることも認められておりません．